疑难杂症效验秘方系列

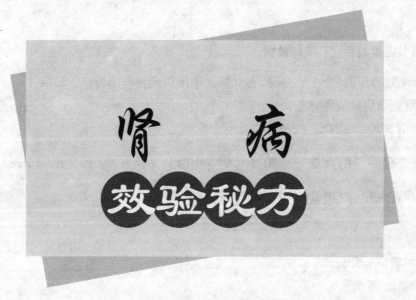

肾病
效验秘方

总主编　张光荣

主　编　张光荣

中国医药科技出版社

内 容 提 要

　　本书精选肾病验方数百首，既有中药内服方，又有针灸、贴敷等外治方；既有古今中医名家经验方，又有民间效验方。每首验方适应证明确，针对性强，疗效确切，患者可对症找到适合自己的中医处方。全书内容丰富。通俗易懂，是家庭求医问药的必备参考书。

图书在版编目（CIP）数据

肾病效验秘方/张光荣主编 . —北京：中国医药科技出版社，2014.1
（疑难杂症效验秘方系列）
ISBN 978 - 7 - 5067 - 6333 - 2

Ⅰ.①肾…　Ⅱ.①张…　Ⅲ.①肾病（中医）- 验方 - 汇编　Ⅳ.①R289.5

中国版本图书馆 CIP 数据核字（2013）第 202025 号

美术编辑　陈君杞
版式设计　郭小平

出版　中国医药科技出版社
地址　北京市海淀区文慧园北路甲 22 号
邮编　100082
电话　发行：010 - 62227427　邮购：010 - 62236938
网址　www. cmstp. com
规格　710×1020mm　1/16
印张　16½
字数　247 千字
版次　2014 年 1 月第 1 版
印次　2014 年 6 月第 2 次印刷
印刷　北京市密东印刷有限公司
经销　全国各地新华书店
书号　ISBN 978 - 7 - 5067 - 6333 - 2
定价　**35.00 元**

本社图书如存在印装质量问题请与本社联系调换

《肾病效验秘方》

编委会

主　编　张光荣
副主编　陈耀辉
编　委　汪德平　杨　丹　林　霖
　　　　　邢京楠　王立国

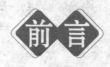

前言

昔贤谓"人之所病，病病多，医之所病，病方少"，即大众所痛苦的是病痛多，医者所痛苦的是药方少。然当今之人所病，病病更多；当今之医所病，不是病方少，而是病效方少。故有"千金易得，一效难求"之憾。

《内经》云："言病不可治者，未得其术也"。"有是病，必有是药（方）"，所以对一些疑难杂症，一旦选对了方、用对了药，往往峰回路转，出现奇迹。

本套"疑难杂症效验秘方系列"包括肺病、肝胆病、肾病、高血压、中风、痛风、关节炎、肿瘤、甲状腺病、妇科疾病、不孕不育、男科疾病、骨关节疾病、脱发、皮肤病等，共计15个分册。每分册精选古今文献中效方验方数百首，既有中药内服方，又有针灸、贴敷等外治方。每首验方适应证明确，针对性强，疗效确切，患者可对症找到适合自己的中医处方，是家庭求医问药的必备参考书。

需要说明的是，原方中有些药物，按现代药理学研究结果是有毒副作用的，如川乌、草乌、天仙子、黄药子、雷公藤、青木香、马兜铃、生半夏、生南星、木通、商陆、牵牛子，等等，这些药物尤其是大剂量、长时间使用易发生中毒反应。故在选定某一验方之后，使用之前，请教一下专业人士是有必要的！

本套丛书参考引用了大量文献资料，在此对原作者表示衷心感谢！最后，愿我们所集之方，能够解除患者的病痛，这将是我们最为欣慰的事。

总主编　张光荣

2013 年 10 月

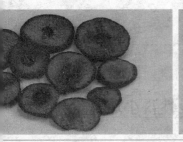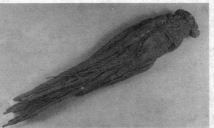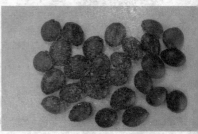

目录

第三章 隐匿性肾小球炎

第四章　肾病综合征

第六章　狼疮性肾炎

第五章　过敏性紫癜性肾炎

第七章　急性肾盂肾炎

第十章 乳 糜 尿

第十四章 肾肿瘤

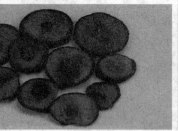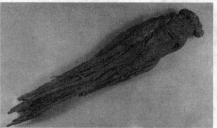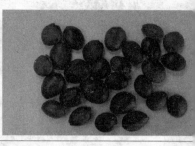

第一章

急性肾小球肾炎

急性肾小球肾炎（简称急性肾炎）是由免疫反应而引起的弥漫性肾小球毛细血管内增生性损害，多发生于链球菌感染后或其他细菌、病毒及寄生虫感染后，好发于学龄儿童及青少年，男多于女。

本病的诊断要点是：①病前 1~3 周常有呼吸道或皮肤感染史，如急性咽喉炎、扁桃体炎、猩红热、水痘、麻疹、皮肤脓疱疮等。部分患者可无前驱感染史。②发病后可有全身不适、纳食减退、腰酸痛、乏力、心悸及低、中度发热，浮肿，少尿及血尿，轻度高血压，少数患者血压急剧升高而致高血压脑病或左心衰竭。③尿液检查可见蛋白尿及管型尿，尿比重常升高至 1.025 以上，尿中可有白细胞；急性期血中总补体 C_3 明显降低，6~8 周恢复；肾功能检查可有短暂尿素氮（BUN）、血清肌酐（Cr）升高，内生肌酐清除率（CCr）降低等。④此外还应与急进性肾炎、慢性肾炎急性发作等肾脏疾病相鉴别。本病西医治疗一般采用控制感染、降压、利尿、注意休息以及饮食调理等。合并高血压脑病及左心衰者，采用相应方法进行处理。

急性肾炎一般属于中医"水肿"、"阳水"、"风水"等范畴。治疗上，水肿为主者，多以宣肺利水或健脾渗湿为主；以血尿为主者，以清利湿热、凉血止血为主；恢复期多正虚邪少，湿热未尽，脾肾亏虚，治宜攻（清）补兼施，以清热利湿、益脾补肾为主。

第一节 内治方

❀ 越婢汤

麻黄 9g 石膏 18g 生姜 9g 大枣 4 枚 炙甘草 5g

【用法】每日 1 剂，水煎，分 2 次服。

【功效】疏散水湿，宣肺清热。

【适应证】**急性肾炎（风水相搏型证）**。症见：颜面浮或腰以上肿，恶风、发热，小便不利，舌红苔薄白，脉滑数或浮数。

【来源】《金匮要略》

❀ 五皮饮

桑白皮 陈皮 生姜皮 大腹皮 茯苓皮各等份

【用法】研为粗末，每服 9g，水煎服。

【功效】健脾化湿，理气消肿。

【适应证】**急性肾炎（脾不运化，水湿内停证）**。症见：头面四肢水肿、脘腹胀满、上气喘促、小便不利等。

【来源】《中藏经》

❀ 麻萍辛沙汤

生麻黄 3g 紫浮萍 5g 北细辛 1.5g 黄柏 12g 知母 9g 海金沙 15g（包煎） 飞滑石 15g（包煎） 茯苓皮 9g 大腹皮 9g 泽泻 9g 白茅根 30g

【用法】先将白茅根 30g 加水煎透，然后入诸药煎服，1 日 1 剂或 2 剂，每剂煎 2 次，共取药汁约 200ml，分 2 次服下。

【功效】辛温解表，宣肺发汗，行水消肿。

【适应证】**急性肾炎初起（风寒袭肺，兼有湿热证）**。症见：恶风、无汗，浮肿，小便黄赤，大便溏薄，舌淡红，苔厚腻，脉浮。

【临证加减】病初热甚作渴者加银花12g、连翘12g，以辛凉解表；泛呕不纳谷食者加白术、陈皮，以健脾燥湿；咳嗽气逆者加桑白皮9g、葶苈子9g，以肃肺行水；喉痛者加射干6g、芦根15g，以清热利咽；水肿消退痊愈期加黄芪12g、生地12g，以补养气血。

【来源】袁炳忠. 麻浮辛沙汤治疗急性肾炎. 新中医，1975，(3)：49

❁ 复方地肤子汤

地肤子15g 荆芥9g 苏叶9g 桑白皮9g 瞿麦9g 黄柏9g 蝉蜕6g 车前子9g

【用法】每日1剂，水煎，分2次服。

【功效】祛风透邪，利水除湿。

【适应证】**急性肾小球肾炎（风邪上犯证）**。症见：浮肿，咳嗽，咽痒，小便泡多，舌淡红，苔薄白，脉浮。

【疗效】治疗79例。治愈62例，好转16例，无效1例。总有效率为98.7%。

【来源】钟思潮. 复方地肤子汤治疗急性肾炎79例小结. 新中医，1975，(5)：34

❁ 消水灵

茯苓皮15g 冬瓜皮15g 山萸肉15g 山药18g 车前子18g 旱莲草18g 瞿麦9g 桑白皮9g 路路通9g 猪苓9g 萹蓄9g 泽泻9g 广陈皮9g 滑石31g 生姜皮3g 血琥珀6g 木通6g 甘草3g

【用法】上药共研极细末，贮瓶，或蜜丸，每丸3g重，备用。6岁以下每次服1.5~2g（或1丸），每日早晚各服1次，温开水送服。

【功效】健脾益肾，利湿行水。

【适应证】**小儿急性肾炎，慢性肾炎急性发作期（脾肾不足，水湿内停证）**。症见：浮肿反复发作，尿蛋白时多时少，或有血尿，舌苔薄黄，脉沉。

【来源】徐振纲. 何世英儿科医案. 银川：宁夏人民出版社，1979：222

❁ 板蒡汤

板蓝根20g 牛蒡子10g 银花15g 马勃10g（包煎） 蒲公英

20g　大蓟 20g　小蓟 20g

【用法】每日 1 剂，水煎，分 2 次服。

【功效】清热解毒，疏风利尿。

【适应证】**急性肾小球肾炎初起（风热袭肺型）**。症见：发热，微恶风，咽喉肿痛，口渴，小便黄赤或尿血，大便或结，舌红，苔黄，脉数。

【疗效】治疗急性肾炎 20 例，痊愈 17 例，无效 3 例，总有效率为 85%。

【来源】刘以智 . 板蒡汤治疗急性肾炎 20 例 . 福建医药杂志，1980，(6)：54

🏵 抗敏汤

蝉蜕 10g　僵蚕 10g　地龙 10g　白鲜皮 10g　地肤子 10g　荆芥 10g　乌梢蛇 15g　浮萍 15g　防己 15g

【用法】每日 1 剂，水煎，分 2 次服。

【功效】疏风散热，利水消肿及抗过敏。

【适应证】**急性肾小球肾炎（风热犯肺证）**。症见：皮肤风疹，浮肿，蛋白尿，血尿，舌淡红，苔薄黄，脉浮数。

【疗效】治疗 120 例，痊愈 86 例，显效 24 例，无效 10 例。

【来源】舒士建 . 抗敏汤治疗急性肾炎 120 例 . 浙江中医杂志，1981，(4)：170

🏵 黄白二苓煎

生黄芪 30～60g　白茅根 30g　茯苓 30g　猪苓 10g　泽泻 10g　滑石 10g（包煎）　金银花 10g　连翘 10g　通草 6g　甘草 9g

【用法】每日 1 剂，水煎，分 2 次服。

【功效】补气利水，清热解毒。

【适应证】**急性肾小球肾炎（风热外袭兼有脾肺气虚证）**。症见：浮肿反复发作，易感冒，疲乏，发作时咽喉红肿疼痛，小便黄赤，舌红苔黄，脉浮数或寸脉沉。

【疗效】此方治疗肾小球肾炎 60 例，痊愈 53 例，显效 6 例，无效 1 例。

【来源】秦学义，邓杜忠 . 黄白二苓煎治疗肾小球肾炎 60 例 . 陕西中医杂志，1985，(1)：12

益蜕合剂

益母草 15g　蝉蜕 6g　连翘 10g　赤小豆 30g　茯苓皮 10g　生姜皮 6g　防己 10g

【用法】每日 1 剂，水煎，分 2 次服。小儿量酌减。

【功效】清热宣肺，化瘀利湿。

【适应证】**急性肾小球肾炎（风热犯肺证）。** 症见：浮肿，咽喉不适，小便不利，蛋白尿或/及血尿，舌红苔薄黄，脉数。

【疗效】治疗 100 例。痊愈 83 例，好转 15 例，无效 2 例，总有效率为 98%。治疗时间最长为 30 天，最短 10 天，平均 20 天。

【来源】杨有凤. 益蜕合剂"治疗急性肾小球肾炎 100 例报告. 广西中医药杂志，1985，（2）：44

七味治肾汤

白茅根 100g　土茯苓 100g　夏枯草 25g　桑白皮 15g　大腹皮 12g　小蓟 12g　蝉蜕 10g

【用法】以上为成人每日剂量，每日 1 剂，水煎，分 2 次服。

【功效】清热解毒，利水消肿。

【适应证】**急性肾小球肾炎（湿热毒蕴结证）。** 症见：咽喉肿痛或溃烂，或皮肤疮疖，浮肿，小便黄赤，舌红，苔薄黄，脉滑数。

【疗效】本组 79 例，痊愈 65 例，显效 8 例，好转 5 例，无效 1 例。疗程最短 8 天，最长 53 天，平均 20.3 天。

【来源】王玉，冷长春，刘淑桂. 七味治肾汤加减治疗急性肾炎 79 例疗效分析. 吉林中医药杂志，1985，（2）：14 – 15

海金车前汤

海金沙 30~60g　车前子 30~60g　金樱子 30g　芡实 30g　小青草 15~30g

【用法】每日 1 剂，水煎，分 2 次服。

【功效】清热利水，健脾益肾。

【适应证】**急性肾炎**（**脾肾不足，湿热下注证**）。症见：下肢浮肿，小便不利，蛋白尿或血尿长期不消，腰痛，大便溏，舌淡红，苔薄黄，脉略沉。

【疗效】治疗急性肾炎 47 例，治愈 39 例，基本治愈 6 例，有效率为95.7%。

【来源】李国勇.海金车前汤治疗急慢性肾炎 93 例.浙江中医杂志，1985，(11)：491－493

🪷 消风散

荆芥 10g 防风 10g 牛蒡子 10g 当归 10g 苍术 10g 蝉蜕 6g 木通 6g 甘草 6g 苦参 12g 生地 12g 芫蔚子 12g 知母 10g 石膏 30g

【用法】每日 1 剂，水煎，分 2 次服。

【功效】消风祛湿，利水消肿。

【适应证】**急性肾炎**（**风热犯肺证**）。症见：皮疹肤痒，咽痒，或鼻痒，或眼痒，舌红苔腻，脉浮数或滑数。

【来源】金明星.消风散治疗急性肾炎 30 例.浙江中医杂志，1986，(9)：392－393

🪷 五草汤

鹿衔草 20g 益母草 30g 鱼腥草 白花蛇舌草各 15g 车前子 车前草各 15g 苍术 12g 麻黄 4g

【用法】每日 1 剂，水煎服。

【功效】清热解毒，宣肺健脾利水，通调三焦。

【适应证】**急性肾炎**（**湿热内蕴，水湿不化证**）。症见：颜面及双下肢浮肿。神疲乏力，纳呆食少，寐差梦多，便干尿少，舌质红，苔薄黄，脉细滑。

【临证加减】浮肿尿少，苍术加至 18g，麻黄加至 6g，加汉防己 30g，以加强宣肺健脾利水之力；血尿重，加大、小蓟各 12g、生地炭 15g、白茅根 30g、三七粉 3g（冲服），以凉血止血；尿蛋白重，益母草加至 50g，加僵蚕 10g；肝阳上亢，加钩藤 24g、豨莶草 15g、菊花 10g、生龙、牡各 24g，减麻黄以平肝潜阳。

【疗效】32 例全部治愈，服药最短 12 天，最长 42 天，平均服药 24 天。

【来源】连楣山．五草汤治愈急性肾炎 32 例．四川中医，1987，（8）：15

茅坤汤

白茅根 50g 益母草 25g 泽泻 25g 半边莲 25g 车前子 20g 猪苓 20g 大腹皮 15g

【用法】每日 1 剂，水煎，分 2 次服。

【功效】清热解毒，利水消肿。

【适应证】急性肾炎（发热恶寒之后见全身浮肿，尿短赤）。

【疗效】用本方治疗急性肾炎 110 例，治愈 87 例，显效 14 例，有效 9 例，平均治愈时间为 25 天。

【来源】赖天松．临床奇效新方．北京：北京科学技术出版社，1989：359

祛风合剂

乌梅 12g 蝉蜕 12g 徐长卿 30g 黄芪 30g 防风 15g 生甘草 15g 丹参 20g 赤芍 10g

【用法】每日 1 剂，水煎，分 2 次服。

【功效】疏散外风，活血祛瘀。

【适应证】急性肾炎（气虚血瘀，兼有风热外袭证）。症见：不浮肿或轻度浮肿，尿蛋白或血尿长期不消，疲乏，舌暗淡，苔薄白，脉细或涩。

【来源】赖天松．临床奇效新方．北京：北京科学技术出版社，1989：429

肾炎汤

蝉蜕 15g 苏叶 10g 车前子 茯苓各 20g 益母草 30g

【用法】每日 1 剂，水煎，分 2 次服。

【功效】清热宣肺，利水渗湿，活血化瘀。

【适应证】急性肾炎（风水泛滥，湿毒侵淫证）。症见：颜面浮肿，发热，咽喉肿痛，尿黄短赤。舌淡红、苔薄黄，脉数。

【临证加减】有扁桃腺炎者加玄参、牛蒡子、射干、山豆根、板蓝根；发热者加金银花、连翘；水肿者加五皮饮（其中姜皮易鲜生姜 30~50g）、白茅根；蛋白尿者加桑螵蛸、五倍子、金樱子、五味子、鱼膘胶；皮肤有丘疹瘙痒或疖肿者加白鲜皮、土茯苓、乌梢蛇；咳嗽者加杏仁、桔梗、川贝母；气虚者加玉屏风散，去苏叶；脘胀纳少者加厚朴、鸡内金、焦山楂、炒谷芽、神曲、大腹皮、炒麦芽；血尿者加白茅根、生地、小蓟、三七。

【疗效】200 例经治疗 3 周后，170 例痊愈（临床症状及体征消失，实验室检查恢复正常）；26 例好转（临床症状及体征消失，实验室检查有改善）；4 例无效（临床症状及体征好转，但实验室检查无改善）。总有效率 98%。浮肿消退时间为 10.3±5.6 天，高血压恢复时间为 8.42±4.86 天，肉眼血尿消失时间为 7±3 天，蛋白尿消失时间为 8±2.3 天。

【来源】赖天松. 临床奇效新方. 北京：北京科学技术出版社，1989：184

❁ 宣肺健脾固肾汤

党参 50g　黄芪 50g　茯苓 50g　白术 50g　山药 50g　白茅根 50g　杏仁 15g　半夏 15g

【用法】每日 1 剂，水煎，分 2 次服，9 剂为一疗程。

【功效】宣肺健脾，固肾利水。

【适应证】**急性肾小球肾炎（脾肾不足，肺气失宣证）**。症见：颜面双下肢浮肿，伴头晕、尿少、腰酸、腰痛，偶有恶心，舌质淡红、苔薄黄，脉浮数稍弦。

【临证加减】血尿、水肿者可加用车前子 20～30g、丹皮 20～30g，或冲服琥珀粉，每次 3g；如浮肿减退缓慢或伴有心衰者，茯苓用量可增加至 100g；如兼有恶心者，可加用大黄 10～15g；高血压和浮肿持续不退者，可加用地龙 25～50g、蝉蜕 20～30g、僵蚕 15～22g；高血压兼便燥者，可加用地龙 20～25g、生地 25～50g、大黄 10～15g；咽痛发热者可加用金银花、板蓝根、黄芩各 15～20g。

【疗效】本组治疗 32 例，痊愈 22 例，显效 4 例，有效 5 例，无效 1 例。

【来源】王德修，杨峰. 宣肺健脾固肾汤治疗急性肾炎. 上海中医药杂志，1990，(3)：25

❁ 急肾汤

金银花　野菊花各 8g　蒲公英　紫花地丁　白茅根　小蓟各 10g

茯苓 猪苓 泽泻各 12g 益母草 15g 蝉蜕 6g

【用法】每日 1 剂，水煎至 100～200ml，每日分 3 次温服。

【功效】清热解毒，利尿消肿。

【适应证】**小儿急性肾炎（风邪热毒证）**。症见：发热，颜面、眼睑和双下肢浮肿，咽痛，口渴引饮，头晕，尿黄赤，大便硬结，舌红，苔薄黄，脉滑数。扁桃腺肿大。

【疗效】治疗 56 例，全部临床治愈。对所有病例经 1～4 年的追踪随访，无 1 例复发。

【来源】朱朝元，李明．急肾汤治疗小儿急性肾炎 56 例．广西中医药，1990，13（6）：7

🪷 黄芪益母草汤

黄芪 18g 益母草 12g 生地 12g 白茅根 12g 黄柏 9g 小蓟 9g 茯苓 9g 白术 9g 泽泻 9g 滑石 9g（包煎）

【用法】每日 1 剂，水煎，分 2 次服，10 天为一疗程。

【功效】补气活血，清热利尿。

【适应证】**小儿急性肾炎（湿热气虚证）**。症见：浮肿，乏力，小便黄赤，舌淡红，苔薄黄腻，脉濡数。

【疗效】本组 104 例，全部治愈。

【来源】康建武．黄芪益母草汤治疗小儿急性肾炎 104 例．湖北中医杂志，1991，（6）：17

🪷 康肾汤

黄芪 30g 白茅根 25g 生地 20g 黄柏 20g 知母 20g 当归 15g 白术 15g 茯苓 15g 地龙 15g 川芎 10g 防己 10g

【用法】每日 1 剂，水煎，分 2 次服，疗程 15～30 天。

【功效】清热利湿，扶正固本。

【适应证】**急性肾炎（气虚兼湿热蕴结者）**。

【疗效】本组 68 例，痊愈 52 例，好转 15 例，无效 1 例，总有效率 98.5%。

【来源】沈宇，李淑珍. 肾康汤治疗急性肾炎 68 例. 吉林中医药，1991，(6)：30

宣肺利水清热解毒汤

麻黄 3 ~ 10g　连翘 10 ~ 30g　桑白皮 10 ~ 30g　扁豆 10 ~ 30g　薏苡仁 10 ~ 30g　车前仁 10 ~ 30g　蚕沙 10 ~ 30g　杏仁 5 ~ 10g　姜皮 5 ~ 10g　赤小豆 30 ~ 60g　白茅根 30 ~ 60g　益母草 30 ~ 60g　土茯苓 30 ~ 60g

【用法】每日 1 剂，水煎，分 2 次服，15 天为一疗程。

【功效】疏散表邪，利尿消肿。

【适应证】**急性肾炎**（**风热犯肺，肺气失宣证**）。症见：病前 1 个月内患感冒、咽炎、扁桃体炎，皮肤瘙痒或溃疡，浮肿，小便短赤，肉眼血尿，腰酸，畏冷或发热，恶心或呕吐；舌淡红，或舌红或舌淡白，苔薄白或白腻或黄腻，脉浮紧，或浮数或弦滑或濡缓。

【疗效】本组 32 例，痊愈 22 例，显效 4 例，有效 5 例，无效 1 例。

【来源】王亚敏，戴舜珍. 宣肺利水清热解毒汤治疗急性肾炎 68 例. 福建中医药，1993，(4)：11 ~ 12

三草二丹汤

益母草 15g　茜草 10g　车前草 10g　牡丹皮 6g　丹参 6g　牛膝 6g　当归 4g

【用法】每日 1 剂，上药水浸半小时，水煎 2 次混合分早中晚各服一次。12 天为 1 疗程，可连续治疗 2 ~ 3 个疗程；每 5 天复查尿常规 1 次。浮肿未消退期间注意卧床休息，禁盐或低盐饮食。

【功效】活血化瘀，利水消肿。

【适应证】**急性肾炎**（**水瘀互结证**）。症见：颜面浮肿及双下肢浮肿，口渴，尿短少色红，大便干结，舌红，苔薄白，舌底脉络紫暗，脉浮数。

【临证加减】肺失宣降血瘀型去当归加麻黄 3g、杏仁 6g、赤小豆 18g、连翘 8g、桑白皮 8g；疮毒内犯血瘀型，加金银花 10g、蒲公英 10g、鱼腥草 15g；脾气虚弱血瘀型，加黄芪 15g、茯苓 8g、白术 5g；浮肿明显加赤小豆 20g、防己 6g；血尿明显加墨旱莲 10g、白茅根 10g、小蓟 8g；尿蛋白明显加生黄芪

15～20g、石韦10g，重用益母草至30g；高血压加豨莶草6g。上为8岁以内剂量，其他年龄段的患者酌情加减。

【疗效】治愈为临床症状、体征消失，尿检连续3次上正常，计33例；显效为临床症状、体征消失，尿检蛋白、红细胞在（＋）以下，计2例；总有效率100%。其中15～20天治愈者20例；21～30天治愈者13例；治愈30例中，经6个月～1年随访，无1例复发。

【来源】吕萍．活血化瘀法治疗小儿急性肾炎35例．广西中医药，1993，16（5）：15

🪷 车前茅根方

车前草30g　白茅根30g　积雪草15g

【用法】每日1剂，水煎，分2次服。

【功效】清热利水，通淋。

【适应证】**急性肾炎（水湿内停者）**。症见：浮肿，蛋白尿、血尿，舌红，苔薄黄，脉数。

【来源】路振平，宁泽璞，易卫红．家用特效偏方秘方．湖南：湖南科学技术出版社，1993：107

🪷 柴芍栀翘汤

柴胡7g　赤芍9g　炒栀子9g　连翘12g　猪苓9g　滑石9g（包煎）　车前子9g　桑叶15g　薄荷9g　菊花12g　生草梢4g　前胡9g竹叶3g　灯草3g

【用法】水煎服，日1剂。

【功效】发表清热，兼以利水。

【适应证】**急性肾炎（风邪外袭，湿郁化热证）**。症见：发热，扁桃体肿大，继而目下及下肢浮肿，小便短赤，舌质红，苔腻，脉浮数或滑数。

【临证加减】如尿中出现红细胞增多，可加丹皮，清血分之火；蛋白多者加云茯苓、山药，佐以少量砂仁健脾祛湿；在此期间，切忌滥用收涩之味，使邪稽留，延长病期。如小便赤涩，宜加瞿麦、萹蓄，清热利水而止痛；若有肝气下行，疏泄太过所致之因，方中宜加重柴胡，引肝气上行；加重栀子，

11

清肝之郁火；再加白芍，平肝止泄；浮肿甚者，方中宜以桑叶易桑皮，泻肺清热，利水消肿，此时如见管型亦因肝气疏泄太过，肾脏不能即时排出所致，原方加木通，以增强排泄之力，管型易于消失。

【疗效】148 例，2 周内痊愈的 72 例，3～4 周内痊愈的 53 例，2 个月内痊愈的 23 例，随访有 3 例复发，经服药后愈。无 1 例转成慢性，总有效率 100%。

【来源】赵宏斌，戴红．柴芍栀翘汤治疗"急性肾炎"的临床体会．中医研究，1994，(1)：28

🪷 肾宝汤

　　连翘　公英各 12g　丹参　车前子　蝉蜕　大小蓟各 15g　益母草　茯苓　茅根　薏苡仁各 30g　甘草 5g

【用法】每日 1 剂，水煎服。

【功效】清热解毒，利水消肿，凉血活血止血。

【适应证】**急性肾炎（湿热蕴结证）**。症见：全身浮肿，头面尤甚，皮肤润泽光亮，精伸疲乏，不思饮食，腹胀痞满，或双下肢皮肤多处溃烂，小便短赤，舌尖边红、苔黄稍腻，脉滑数。

【临证加减】热毒重者，加青天葵；气虚者，加北黄芪；脾虚者，加白术、淮山药；水肿甚者，加泽泻、猪苓、广商陆；高血压者，加天麻、菊花；血尿重者，加旱莲草、三七、侧柏叶、仙鹤草；尿蛋白难退者，加黄芪、芡实、山萸肉、赤小豆。

【疗效】治疗 63 例，临床治愈 60 例，有效 3 例，总有效率达 100%。

【来源】吴炳坤．肾宝汤治疗急性肾炎 63 例小结．江西中医药，1994，25 (3)：27

🪷 银翘败酱汤

　　银花 6g　连翘 9g　败酱草 15g　蝉蜕 6g　丹参 12g　白茅根 15g　麻黄 6g　冬瓜子 15g　益母草 15g　薏苡仁 15g　黄芪 15g

【用法】水煎服，日 1 剂，15 天为 1 个疗程。除服药治疗外，注意休息，低盐饮食，预防感冒等也是必不可少的。

【功效】宣肺解表，清热利湿，祛风行水。

【适应证】**急性肾炎（风、热、瘀、湿阻滞证）**。症见：不同程度的上呼吸道感染病史及浮肿、蛋白尿、血尿症状。

【临证加减】水肿甚者加大腹皮、陈皮；尿红细胞多者加仙鹤草、旱莲草、地榆炭；腹胀纳少者加炒莱菔子、神曲；血压高者加夏枯草、石决明、珍珠母；口干舌红者加生地、麦冬；腰痛者加川续断、杜仲。

【疗效】治疗 100 例，痊愈 65 例，好转 32 例，无效 3 例，总有效率 97%。

【来源】吴盛荣．银翘败酱汤治疗急性肾炎 100 例临床观察．江西中医药，1995，（增刊）：53

越婢加术汤

生麻黄 6g　生石膏 20g（打碎先煎）　生甘草 5g　大枣 10 枚　生姜 8g　白术 10g

【用法】水煎服，每日 1 剂。

【功效】散风清热，宣肺利水。

【适应证】**急性肾炎（风水证）**。症见：眼睑、面部浮肿，发热，恶寒，咽喉红肿疼痛，小便不利，舌质红，脉弦数。

【临证加减】偏风热者加板蓝根、连翘；风寒偏盛者去石膏加苏叶、桂枝；见血尿或尿检有红细胞加大蓟、小蓟、白茅根。

【疗效】治疗 32 例，痊愈 27 例，好转 3 例，无效 2 例，总有效率为 93.75%。

【来源】薛江洲．越婢加术汤治疗急性肾炎 32 例．南京中医药大学学报，1995，11（5）：47

三仁汤加味

杏仁　滑石　丹参各 12g　薏苡仁　益母草各 15g　白蔻仁 8g（后下）　厚朴　半夏　淡竹叶各 10g　通草 6g

【用法】每日 1 剂，水煎 2 次内服。小儿剂量酌减。7 日为 1 个疗程。服药期间少食生冷油腻，忌食蛋类，低盐饮食，卧床休息。

【功效】宣化畅中，清热利湿。

【适应证】**急性肾炎**（湿热蕴滞证）。症见：不同程度浮肿，头痛身重，咳嗽咯痰，胸腹胀闷，纳呆乏力，渴不欲饮，小便浑浊，舌质红、苔黄腻或白腻，脉濡缓。

【临证加减】浮肿甚者加车前子、大腹皮；血尿或尿中红细胞多者加白茅根、小蓟；尿蛋白多者加芡实、淮山药、蝉蜕；皮肤感染者加金银花、蒲公英、连翘；血压升高者加夏枯草、钩藤；发热咳嗽者加麻黄。

【疗效】68 例中痊愈 52 例，好转 11 例，无效 5 例。总有效率为 92.6%，治疗时间最长 66 天，最短者 12 天，平均 18 天。

【来源】陈维初. 三仁汤加味治疗急性肾炎68例. 江西中医药，1996，27（6）：64

黄芩滑石汤

黄芩6g　滑石10g　茯苓10g　木通2g　银花10g　白术6g　桑白皮6g　陈皮10g　砂仁6g　麦冬10g（此为小儿剂量，成人可适当加大剂量）

【用法】每日 1 剂，水煎，分 2 次服。

【功效】清热行气利水。

【适应证】**急性肾炎**（湿热蕴结证）。症见：颜面及下肢浮肿、咽痛、血尿、大便溏、舌红、苔腻。

【临证加减】尿短赤者加黄柏、知母；咽喉肿痛者加薄荷、牛子；血尿明显者加仙鹤草、白茅根；血压高者加菊花、珍珠母；伴呕吐加藿香、竹茹；恢复期治疗改用健脾益肾法或用六味地黄丸加牛膝、泽泻或用金匮肾气丸。

【疗效】30 例全部痊愈。多于服药 10 剂后复查小便常规、血常规、尿蛋白及血尿明显减少，血常规检查红细胞计数及血红蛋白恢复正常，持续服药 10 剂后小便常规恢复正常。

【来源】蒋玉明. 黄芩滑石汤治疗小儿急性肾炎30例. 湖南中医杂志，1997，13（5）：6

肾炎灵合剂

大蓟根15g　兖州卷柏15g　地胆草15g　鱼腥草15g　益母草15g

【用法】每日 1 剂，水煎，分 2 次服。

【功效】清热解毒，利水消肿，止血祛瘀。

【适应证】**急性肾小球肾炎（热毒蕴结证）**。症见：有上呼吸道感染史或有皮肤化脓等感染史，浮肿、少尿，舌红，苔薄黄，脉数。尿常规检查以红细胞为主，轻度或中度的蛋白或颗粒管型。

【疗效】治疗153例，治愈150例，好转2例，无效1例。

【来源】黄锄荒，黄鹤群. 自拟肾炎灵合剂治疗急性肾小球肾炎153例. 四川中医杂志，1997，（1）：35

🪷 四妙汤加味

　　黄柏　苍术各6g　牛膝　薏苡仁各9g

【用法】每日1剂，水煎2次留取药汁200ml，分早中晚餐前服之。

【功效】清热利湿，佐以健脾。

【适应证】**小儿急性肾炎（湿郁化热，脾肾受困证）**。症见：眼睑浮肿，咽充血，双下肢可见轻度凹陷性浮肿，舌质红、舌苔薄黄而腻，脉数有力。

【临证加减】病初有风热表证加桑叶、连翘、赤小豆；风寒表证加麻黄、防风、荆芥；见烦躁、发热、口渴、尿赤加黄芩、桑白皮、石膏；皮肤疮疡加蒲公英、紫花地丁、银花；尿少加泽泻、车前子、茯苓；血尿加大蓟、小蓟、白茅根、丹皮；尿液混浊加木通、川草薢、六一散；伴高血压加钩藤、珍珠母、夏枯草；肾虚腰痛加桑寄生、杜仲、山萸肉；脾虚加太子参、淮山药、白术；热重于湿的加重黄柏用量；湿重于热的加重苍术用量。

【疗效】治疗48例，治愈33例，基本治愈11例，好转3例，无效1例。

【来源】蒋雅萍. 四妙汤加味治疗小儿急性肾炎48例. 陕西中医，1997，18（8）：342

🪷 透表启化饮

　　桂枝8g　麻黄8g　杏仁10g　薏苡仁30g　炙甘草3g　大腹皮10g　猪苓15g　茯苓15g　泽泻12g　生益母草30g　白术12g

【用法】每日1剂，水煎，分2次服。

【功效】散寒解表，除湿通经。

【适应证】**急性肾小球肾炎（风寒证）**。症见：发热恶寒，不汗出，颜面或全身浮肿，口不渴，小便不利，舌淡，苔白，脉浮。

【来源】杜雨茂. 杜雨茂肾病临床经验及实验研究. 西安：世界图书出版公司，1997：44

🪷 固表消水汤

防己 12g　黄芪 30g　白术 12g　炙甘草 3g　茯苓 15g　猪苓 15g　泽泻 12g　生益母草 30g　桑寄生 15g　生姜 3 片　大枣 4 枚　防风 9g

【用法】每日 1 剂，水煎，分 2 次服。

【功效】益气固表，利水消肿。

【适应证】**急性肾小球肾炎（肺脾气虚，外邪袭表证）**。症见：汗出，恶风，易感冒，浮肿反复发作，小便化验不正常，舌淡，苔白，脉细。

【来源】杜雨茂. 杜雨茂肾病临床经验及实验研究. 西安：世界图书出版公司，1997：45

🪷 蕺菜车前草汤

鱼腥草 60g　车前草 60g

【用法】以上药加水煎汤服。

【功效】清热解毒，利水通淋。

【适应证】**急性肾炎（湿热型，水肿明显兼舌苔黄腻者）**。

【来源】沈海葆. 肾脏病妙用中药. 南京：江苏科学技术出版社，1997：15

🪷 桑菊绿豆汤

桑白皮 30g　白菊花 9g　绿豆 60g

【用法】上药同煎取汁。每日分 2 次饮服。

【功效】清肺利尿，消肿。

【适应证】**小儿肾小球肾炎（急性期湿热证）**。

【来源】沈海葆. 肾脏病妙用中药. 南京：江苏科学技术出版社，1997：67

🪷 竹叶石膏汤加减

淡竹叶 9～12g　生石膏（先煎）20～30g　麦冬 6～12g　丹皮 6～

10g 白茅根 10～15g 车前草 10～15g 蝉蜕 5～9g 鹿含草 10～15g 六一散（包煎）10～18g 粳米 10g

【用法】每日 1 剂，水煎 2 次，每次约 100ml。

【功效】清热利湿，凉血止血。

【适应证】**急性肾炎（热伤血络证）**。症见：发热，咽喉肿痛，颜面下肢浮肿，倦怠乏力，口苦口黏，小便短赤，大便偏干，苔薄黄舌质红，脉沉数。尿检示尿蛋白、红细胞阳性。

【临证加减】伴咽喉肿痛者加忍冬藤 15～30g、芦根 10～15g；伴血压偏高者加夏枯草 6～9g、钩藤 6～9g；伴尿中白细胞者加小青草 10～15g、一枝黄花 9～12g。

【疗效】治疗 112 例，痊愈者 107 例，好转 5 例，临床治愈率为 95.5%。

【来源】刘小菊．竹叶石膏汤加减治行小儿急性肾炎 112 例．四川中医，2000，18（11）：39

八正散加减

萹蓄 9g 瞿麦 9g 黑栀子 9g 连翘壳 9g 茯苓 15g 泽泻 9g 车前子 15g 木通 3g 白茅根 30g 鹿衔草 9g 滑石 12g（包煎） 甘草 3g

【用法】每日 1 剂，清水煎。分 2 次服。

【功效】清热利水。

【适应证】**急性肾炎（风湿热毒外侵，水液停聚，泛滥肌肤证）**。症见：有急性扁桃体炎或皮肤感染脓疱病、疖肿病或腮腺炎、急性淋巴结炎、皮肤湿疹等前驱病症，逐渐加重的下行性浮肿，少尿及蛋白尿、血尿为主要症状，或伴有高血压、心功能障碍，或近期反复链球菌感染史。

【临证加减】风热型者，加生麻黄、或苦杏仁、紫浮萍；热重于湿型者，加蒲公英，细木通；湿重于热者加萆薢、生薏苡仁、猪苓；瘀热伤络型者，加水牛角、粉丹皮、赤芍。

【疗效】治疗 69 例，痊愈 58 例，显效 7 例，好转 3 例，无效 1 例，总有效率为 98.6%。平均疗程为 23 天，其中浮肿全部消失时间，最短为 2 天，最长者为 18 天，平均时间 7 天；血压下降正常时间，最短者是 5 天，最长者是 16 天，平均时间为 8 天；尿检转阴性，最短者为 4 天，最长者为 71 天，平均时间是 19 天。

【来源】叶长寿. 八正散加减治疗小儿急性肾炎 69 例临床总结. 右江医学杂志，2001，29（6）：526

血尿清

金银花　连翘　牛蒡子　白茅根　小蓟　旱莲草　黄芪　茯苓　白术　生地　栀子炭各适量

【用法】每日 1 剂，视年龄不同，水煎取汁 150～300ml，分 2 次温服。

【功效】疏风清热，益气养阴，祛瘀止血。

【适应证】**急性肾炎血尿。**

【临证加减】反复发作或血尿经久不消者，加三七粉、蒲黄炭、阿胶（烊）。

【疗效】治愈（血尿消失，连续 3 周复查病情无反复）27 例；显效（肉眼血尿完全消失，镜下红细胞 <3～5）12 例；无效（血尿治疗前后无明显改变）3 例。总有效率为 92%。

【来源】张雄. 血尿清治疗小儿急性肾炎血尿 42 例. 湖北中医杂志，2005，27（11）：50

单味荔枝草

荔枝草 60g

【用法】每日 1 剂，水煎，煎药取汁 300ml，分 2 次服。

【功效】清热解毒，凉血止血。

【适应证】**急性肾炎（热伤血络证）。**症见：肉眼血尿或镜下血尿，舌红，苔黄，脉数。

【疗效】治疗 19 例，显效 11 例，有效 5 例，无效 3 例，总有效率 84.3%。

【来源】杨光成. 单味荔枝草治疗小儿急性肾炎血尿疗效观察. 湖北中医学院学报，2007，9（2）：65

清解汤

木贼 10g　连翘 20g　贯众 10g　鱼腥草 15g　白花蛇舌草 15g　仙

鹤草 15g　茜草 15g　车前草 15g　大蓟 15g　小蓟 15g　白茅根 30g

土茯苓 20g　玉米须 6g

【用法】每日 1 剂，水煎，每剂煎煮 2 次，分 2 次服。

【功效】疏风清热，解毒利湿，凉血止血。

【适应证】**急性肾炎（风湿热邪犯肺证）**。症见：发病前多有呼吸道感染史，起病后见浮肿，尿少，血尿，高血压，并多表现有咽红赤，扁桃体肿大，面红唇赤，舌质红，苔黄，脉浮等。

【临证加减】咽红赤甚，喉核肿大者加金银花、牛蒡子；血压高、头晕头疼者加钩藤、夏枯草；水湿重、尿少浮肿明显者，车前草改为车前子，土茯苓改为茯苓皮，加薏苡仁；病久血尿不消者加生地龙、琥珀、三七粉等。

【来源】薛辉.“清解汤”治疗小儿急性肾炎的体会. 中医儿科杂志，2007，3（3）：46

🪷 肾炎清解汤

蒲公英 30g　连翘 10g　白花蛇舌草 30g　车前子 15g　薏苡仁 30g

茯苓 20g　丹参 15g　益母草 30g　白茅根 30g　大小蓟各 15g

【用法】水煎服，日 1 剂，连服 7～14 天。

【功效】清热解毒，利水消肿，活血化瘀。

【适应证】**急性肾炎（湿热瘀血证）**。

【临证加减】方剂中用量可根据年龄大小，灵活掌握。若水肿甚者加猪苓、泽泻；血压高者加天麻、菊花、罗布麻叶；血尿者加旱莲草、三七粉；蛋白尿者加蝉蜕。

【疗效】治疗 60 例，痊愈 40 例，好转 18 例，无效 2 例，总有效率为 96%。

【来源】高丽青. 自拟肾炎清解汤治疗急性肾炎 60 例. 实用中医内科杂志，2008，22（1）：39

🪷 双参肾炎汤

党参 15g　丹参 15g　赤芍 15g　枸杞子 15g　桑白皮 15g　茯苓 15g　黄芩 20g　夏枯草 20g　蒲公英 20g　鲜茅根 20g　车前草 20g

【用法】上药每日1剂（小儿减量），煎成300ml，分2～3次餐前温服。同时配合服用山莨菪碱，成人每次10～20mg，每日3次，餐，消炎痛成人每次服50mg，每日3次，餐后服。

【功效】清热解毒，利水渗湿，补气健脾。

【适应证】急性肾炎（脾气不足兼热毒蕴结证）。症见：易疲乏，四肢乏力，浮肿反复发作，咽喉肿痛，或皮肤溃烂，小便不利，大便溏，舌淡暗红，苔黄白，脉细。

【疗效】治疗组48例，显效31例，有效11例，无效6例。总有效率为87.5%。

【来源】张文斌，叶红，王立平.肾脏病人食疗自疗与生活宜忌.北京：中医古籍出版社，2008：183

🪷 龙胆泻肝汤加减

龙胆草6g 黄芩9g 山栀子9g 泽泻12g 车前子9g 当归8g
生地黄12g 柴胡10g 野菊花15g 金银花15g 鲜茅根30g 猪苓
15g 生甘草6g

【功效】泻肝胆实火，清肝经湿热，利尿消肿。

【适应证】急性肾炎（下焦湿热证）。症见：发热，口干，口苦，头面部及双下肢水肿，尿色红，舌苔薄黄或黄，脉滑数。

【临证加减】热伤血络、血尿甚者加大蓟、小蓟各10g；头痛目眩加桑叶12g、黄芩6g；咽痛不利明显者加蝉蜕6g；肾虚明显者加女贞子10g、墨旱莲10g、山药6g。用药剂量按患者体质适当调整。

【疗效】本组35例，痊愈30例，好转3例，无效2例，总有效率94.29%。

【来源】罗金文.龙胆泻肝汤加减治疗湿热型急性肾炎临床体会.中国中医急症，2009，18（7）：1161

🪷 麻黄连翘赤小豆汤加减

麻黄4～9g 连翘8～15g 赤小豆15～25g 桑白皮9～12g 苦
杏仁6～9g 大枣4～6枚 益母草9～15g 土茯苓10～15g 炙甘草

3~6g（剂量随年龄大小而增减）

【用法】每日1剂，水煎，分早、晚2次服，14天为一疗程。

【功效】疏风利水消肿。

【适应证】**小儿急性肾炎（风水相搏证）**。症见：颜面浮肿，继而迅速向下蔓延，全身躯干浮肿，伴头痛乏力，无汗，胃纳差，恶心欲呕，尿黄短赤。舌苔薄黄，脉浮数。

【临证加减】表邪重者加防风、荆芥、羌活；浮肿重者加重麻黄量；烦热口渴者加石膏；咳喘重者加葶苈子；湿热毒邪表现者加金银花、紫花地丁，去姜、枣；尿少，尿检见白细胞多者加白花蛇舌草；尿蛋白多者加石韦、枇杷叶；尿血者加小蓟、木通、白茅根；于服药1周后见辨证偏阴虚者加女贞子、旱莲草；脾肾正气渐复，余邪未尽者加茯苓皮、山药、芡实、薏苡仁。

【疗效】治疗80例，痊愈69例，显效5例，有效4例，无效2例。总有效率97.5%。

【来源】刘忠梅.麻黄连翘赤小豆汤加减治疗小儿急性肾炎80例.光明中医，2009，24（12）：2356

🪷 五皮饮加减

桑白皮15g 大腹皮15g 茯苓皮15g 陈皮12g 冬瓜皮15g 猪苓10g 泽泻10g 白术10g

【用法】每日1剂，水煎分2次服。并配合综合治疗措施，包括卧床休息，低盐或无盐饮食，必要时用抗生素、利尿、降压等对症治疗。

【功效】健脾化湿，利水消肿。

【适应证】**急性肾炎（肝失健运，水湿内停证）**。症见：不同程度的浮肿、尿少，蛋白尿（+~+++），先驱病均以上呼吸道感染、扁桃体炎、脓疱疮、淋巴结炎多见。

【临证加减】尿中红细胞多者加黄柏、大蓟、小蓟、鲜茅根；血压高者加黄芩、青木香、桑寄生；浮肿严重者加车前子、滑石、防己。

【疗效】98例患者中一般均在服药2天后尿量增多，浮肿逐渐消退，多数于1周后尿中红细胞、管型、蛋白消失，血压下降，一般于10~20天痊愈。

【来源】牛超英，郐锦善.五皮饮加减治疗急性肾炎98例.中国社区医师，2010，12（7）：105

第二节　外治方

❀ 垂盆草散

垂盆草　败酱草　马蓝根　毛茛各6～10g　大葱60g　白及　川贝　山楂各3g

【用法】上药共为细末，把前后药末调和在一起，和大葱加酒，共捣为膏，做成如五分币大小圆饼，用纱布2～4层包，敷神阙穴。外盖塑料膜、纱布，胶布固定。局部有烧灼刺痛时去掉。

【功效】清热解毒，利水。

【适应证】急性肾炎。

【来源】张建德．中医外治法集要．西安：陕西科学技术出版社，1989：242

❀ 芥丁桂椒散

白芥子30g　丁香　肉桂各10g　胡椒12～30g

【用法】上药烘干，共研为末，取药粉适量，用醋调成膏，纱布包敷神阙穴，胶布固定。局部皮肤发红和有刺痛烧灼感时去掉。

【功效】温阳行气利水。

【适应证】急性肾炎水肿。

【来源】黄宗勖．实用中草药外治法大全．福州：福建科学技术出版社，1992：112

❀ 大蒜蓖麻饼

大蒜（去皮）5瓣　蓖麻子（去壳）40～60g

【用法】上药共捣如泥，纱布包裹，压成饼状。于晚上敷双足涌泉穴，再覆盖塑料薄膜、纱布，用绷带或宽布带缚住，次晨去掉。连敷7夜为1个疗程；如未愈，停3天，再如上法，敷7天。

【功效】利水消肿。

【适应证】急性肾炎水肿者。

【来源】路振平，宁泽璞，易卫红．家用特效偏方秘方．湖南：湖南科学技术出版社，1993：110

菟龙蓖麻膏

菟丝子　地龙各15g　蓖麻子27g　葱白1根　蜂蜜适量

【用法】将前4味药混合共捣烂，加入蜂蜜调和成膏状，敷于患者肚脐上，盖以纱布，胶布固定。每天换药1次，10次为一疗程。

【功效】温阳活血利水。

【适应证】**急性肾炎（风水证）。**

【来源】马汴梁．敷脐妙法治百病．北京：人民军医出版社，2005：124

二丑三香散

煅二丑　煅猪牙皂各8g　木香　沉香　乳香　没药各9g　琥珀3g

【用法】将上药混合共研成细末，混合均匀，贮瓶密封备用。用时取药末适量，用温开水调合成稠膏状，敷于患者肚脐上，纱布覆盖，胶布固定，每天换药1次，8～10次为一疗程。

【功效】行气利水。

【适应证】**急性肾炎水肿（实证兼有便秘者）。**

【来源】马汴梁．敷脐妙法治百病．北京：人民军医出版社，2005：124

第三节　食疗方

鲫鱼利水茶

大鲫鱼1条（约400g左右）　松萝茶15g　独头蒜10个　胆矾9g

【用法】鱼去内脏及鳞，洗净，将另3味药纳入鱼肚内后扎紧，用砂锅加水煮熟，饮汁食鱼。每日2剂，连吃3日。

【功效】利尿消肿。

【适应证】**急性肾炎之水肿。**

【来源】河南省卫生厅.河南省秘验单方集锦.河南科学技术出版社,1983：109

🪷 茅根煮赤豆汤

白茅根 250g　赤小豆 120g

【用法】以上药加水煮至水干,除去茅根,将豆分数次嚼食。

【功效】清热解毒,利尿通淋。

【适应证】**各型急性肾炎。**

【来源】彭铭泉.中国药膳.上海文艺出版社,1986：216

🪷 车前粥

鲜车前草 30~60g　葱白 1 茎　粳米 30~60g

【用法】将车前草、葱白煮汁,去渣,以汁煮粳米为粥。亦可将车前草、葱白切碎,加入粳米粥中,煮熟食用。

【功效】清热利水。

【适应证】**急性肾炎各型均可。**

【来源】路振平,宁泽璞,易卫红.家用特效偏方秘方.湖南：湖南科学技术出版社,1993：107

🪷 黄芪茶

黄芪 30g　玉米须 30g　糯稻根 30g　炒糯米 20g

【用法】上药煎水代茶,每日 1 剂,连服 3 个月。

【功效】益气利尿消肿。

【适应证】**急性肾炎（气虚水停者）。**

【来源】路振平,宁泽璞,易卫红.家用特效偏方秘方.湖南：湖南科学技术出版社,1993：110

🪷 瓜皮赤豆汤

冬瓜皮 20g　西瓜皮 20g　白茅根 20g　玉米须 15g　赤小豆 200g

【用法】先把赤小豆放入砂锅内,加入温水适量,浸泡 1~2 小时,再把冬瓜皮、西瓜皮、白茅根、玉米须一同放入泡赤小豆的砂锅内，再加些冷水，煎沸后改用小火再煎煮半小时即可。以上为 1 日用量，煎成后去渣，分作 3 次，温热饮用，直至水肿消退。

【功效】利水消肿。

【适应证】**小儿急性肾炎（水湿泛滥所致的小便不利、全身水肿）。**

【来源】韦彦芝，张正云．中华药膳防治肾脏疾病．北京：科学技术文献出版社，2000：7

🪷 浮萍黑豆汤

鲜浮萍 100g　黑豆 50g

【用法】捞取新鲜浮萍 100g，掏洗干净，把黑豆洗后用冷水浸泡 1～2 小时，再与浮萍同放入小锅内，加水适量，煎沸后去渣取汤。以上为 1 日量，分 2 次温热饮用，连用 5～7 天。

【功效】祛风行水，清热解毒。

【适应证】**小儿急性肾炎（风水相搏证）。**症见：恶风，浮肿、尿少，舌淡红，苔薄白，脉浮。

【来源】韦彦芝，张正云．中华药膳防治肾脏疾病．北京：科学技术文献出版社，2000：6

🪷 乌鱼茶

鲜乌鱼 1 尾（约 400g）　白茅根 500g　冬瓜皮 500g　生姜 50g
红枣 300g　冰糖 250g　葱白 7 根

【用法】将白茅根、冬瓜皮、生姜、红枣加水适量，煎熬成汤，去渣，浓缩成 1000ml，放入鲜乌鱼（去肠），小火煮至鱼熟烂，加入冰糖、葱白。每日 3 次，喝汤食鱼，分顿食之。

【功效】健脾补肾，利尿消肿。

【适应证】**急性肾炎之水肿（脾虚水湿内停证）。**

【来源】韦彦芝，张正云．中华药膳防治肾脏疾病．北京：科技文献出版社，2000：78

❀ 蚕豆壳冬瓜皮茶

蚕豆壳 20g　冬瓜皮 50g　红茶叶 20g

【用法】上诸药加水 3 碗煎至 1 碗，去渣取汁。每日 1 剂，代茶频饮。

【功效】健脾除湿，利尿消肿。

【适应证】**急性肾炎（脾虚湿停之水肿）。**

【来源】韦彦芝，张正云．中华药膳防治肾脏疾病．北京：科技文献出版社，2000：263

❀ 三汁饮茶

西瓜汁　藕汁　苹果汁（各适量）

【用法】上药同煮汤，每日 3 次，随量饮服。

【功效】清热利尿，消肿。

【适应证】**小儿急性肾炎。**

【来源】王慕同．大众药茶 700 例．北京：中国轻工业出版社，2001：58

❀ 白菜苡米粥

小白菜 500g　薏苡仁 60g

【用法】先将薏苡仁煮成稀粥，再加入切好、洗净的小白菜，煮 2～3 沸，待白菜熟即成，不可久煮。食时不加盐或少加盐，每日 2 次。

【功效】健脾祛湿，清热利尿。

【适应证】**急性肾炎（脾不运湿证）。**症见：浮肿、少尿，舌淡，苔白，脉沉。

【来源】张家林．药膳食疗 2．北京：中医古籍出版社，2003：27

❀ 荸荠梗茶

荸荠梗 50g

【用法】将荸荠梗洗净，放入砂锅中，水煎，取汁代茶饮用。

【功效】清热利尿。

【适应证】**急性肾炎（湿热型之水肿）。**

【来源】谭兴贵，顾良伯．肝胆病家常食谱．天津：天津科学技术出版社，2003：138

🌸 绿豆茅根饮

绿豆100g　白茅根50g　白糖适量

【用法】将绿豆洗净，白茅根洗净后切成短节装入纱布袋，口扎紧，然后共同放入砂锅，加水适量，用旺火煮沸后改用中火熬煮至绿豆开花熟软，捞除纱布袋，加入白糖搅匀即成。1日1次，空腹服用，连用1周为一疗程。

【功效】消炎解毒，清热利尿。

【适应证】急慢性肾小球肾炎（湿热型）。

【来源】王光熙，戚文英．家庭实用药膳全书．河南：河南科学技术出版社，2003：263

🌸 玉米须芦根汤

玉米须30g　芦根1根　红糖适量

【用法】前2味洗净剁碎，共装入纱布药袋内，口扎紧后入锅，加水适量，用中火煮沸后再继煮10分钟，然后捞出药袋，加入红糖后调味后即成。1日1次，连服3日为一疗程。

【功效】清热，利水，消肿。

【适应证】急慢性肾小球肾炎伴发热、浮肿者。

【来源】王光熙，戚文英．家庭实用药膳全书．河南：河南科学技术出版社，2003：265

🌸 玉米须西瓜翠衣汤

玉米须30g　西瓜翠衣150g　白糖　水适量

【用法】先将玉米须洗净装入纱布药袋内，口扎紧，西瓜洗净剖成4瓣，去籽瓤及外层硬质皮，切成2cm见方小块，然后与药袋一起入锅，加入适量水，用中火煮沸后，去除药袋，加入白糖调味即成。1日2次，早晚各1次分服，连服3日为一疗程。

【功效】清热，利水，消肿。

【适应证】急慢性肾小球肾炎伴发热、浮肿者。

【来源】王光熙，戚文英·家庭实用药膳全书·河南：河南科学技术出版社，2003：265

蛙蝼葫芦散

青蛙（干品）2只　蝼蛄7个　陈葫芦15g

【用法】上药微炒，研成细末或作丸剂，以温酒送服，每次服6g，日服3次。

【功效】利水消肿。

【适应证】急性肾小球肾炎。

【来源】张永生，吕小方，王宏泽·肾脏疾病食疗食治食谱·山东：山东友谊出版社，2004：134

茅根茶

白茅根10g　茶叶5g

【用法】将白茅根摘净根须，洗净，同茶叶一起加水煎煮，取汁服。每日1剂，不拘时饮用。

【功效】清热利尿，消炎解毒。

【适应证】急慢性肾小球肾炎（湿热型水肿及血尿）。

【来源】闻华工作室茶疗健康组·肝病肾病·广州：广东科技出版社，2005：12

玉米须消肿茶

玉米须50g　西瓜皮50g　赤小豆50g

【用法】将上诸药分别洗净，同时放入砂锅中，加水适量，煎煮取汁。每日1剂，代茶饮用。

【功效】利尿，消肿。

【适应证】急慢性肾小球肾炎（湿热证）。

【来源】闻华工作室茶疗健康组·肝病肾病·广州：广东科技出版社，2005：78

鲤鱼赤小豆汤

大鲤鱼 1 尾　赤小豆 60g

【用法】煮食饮汁，一顿服尽。

【功效】清热解毒，利水消肿。

【适应证】**急性肾小球肾炎**（水肿明显且小便赤涩者）。

【来源】郝建新，丁艳蕊．中国药膳．北京：科学技术文献出版社 2007：306

葫芦粥

陈葫芦粉（越陈越好）10～15g　粳米 50g　冰糖适量

【用法】先将粳米、冰糖同入砂锅内，加水 500g，煮至米开时，加陈葫芦粉，再煮片刻，视粥稠度为度，每日 2 次，温热顿服，5～7 天为一疗程。

【功效】利水消肿。

【适应证】**急性肾炎**（水湿泛滥型之水肿甚者）。

【来源】马汴梁．中医补肾养生法．北京：人民军医出版社，2011：65

鲫鱼冬瓜汤

鲫鱼 250g　冬瓜 500g

【用法】将鲫鱼洗净，去肠杂及鳃与冬瓜（去皮）同煎汤。每日 2 次，吃鱼饮汤。

【功效】清肺利尿，消肿。

【适应证】**小儿肾炎急性期**（水湿内停证）。症见：浮肿、尿少，舌淡，苔白，脉沉。

【来源】王云汉，张宗礼．鲫鱼冬瓜汤辅助治疗膜性肾病 40 例．山东中医杂志，2012，(11)：792－793

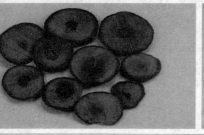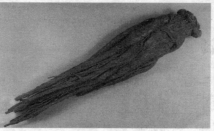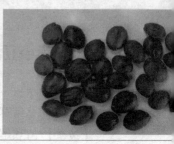

第二章
慢性肾小球肾炎

　　慢性肾小球肾炎（简称慢性肾炎），是由多种病因引起的原发于肾小球的一组免疫性炎症性疾病。临床以水肿、尿异常改变（蛋白尿、血尿及管型尿）、高血压、肾功能损害等为主要特征，可发于任何年龄，以青中年多见，男性发病率较女性为高。

　　根据临床表现，可分为三型：①普通型：表现为中等蛋白尿（1.5～2.5g/24小时），尿中常有红细胞和管型，呈轻度或中度水肿，可伴有血压升高。进展较慢，后期有不同程度的肾功能损害。②肾病型：表现为大量蛋白尿（＞3.5g/24小时），血浆蛋白下降（＜30g/L）和明显水肿。血浆胆固醇可不增高或轻度增高，伴有血尿、高血压及进行性肾功能损害。③高血压型：除普通型表现外，以持续性中度以上高血压（特别是舒张压）升高为主要特点。此型心血管并发症多，肾功能恶化快。临床以普通型最为多见，各型间常相互转化。西医对本病目前尚无满意疗法，主要采用对症治疗，如利尿、降压、激素及免疫抑制剂等。

　　慢性肾炎多属于中医学"水肿"、"尿血"、"腰痛"、"虚劳"等范畴，肺脾气虚、肾阳虚衰为发病之本，而痰湿、瘀血、邪毒内蕴乃致病之标。治疗当攻补兼施，以扶正祛邪和祛邪以安正为治疗原则，在治肾过程中运用治肺、治脾、治肝、祛邪（如活血化瘀、清热解毒、益气温阳利水等）手段，达到益肾的目的，纠正或延缓肾脏的组织损害，提高患者的体质，并使之不易复发。

第一节 内服方

真武汤

熟附子9g　白术9g　生姜9g　白芍9g　茯苓9g

【用法】每日1剂，水煎，分2次服。

【功效】温肾散寒，健脾利水。

【适应证】**慢性肾炎（脾肾阳虚，水湿内停证）**。症见：小便不利，四肢沉重疼痛，腹痛下利，或肢体浮肿，口不渴，舌淡苔白，脉沉等。

【来源】《伤寒论》

肾气丸

熟地250g　山药150g　山茱萸150g　泽泻90g　茯苓90g　丹皮90g　肉桂30g　炮附子30g

【用法】共研细末，炼蜜为丸，每服9g，分2次服。

【功效】温补肾阳。

【适应证】**慢性肾炎（肾阳虚衰证）**。症见：肾气不足，腰酸脚软，肢体畏寒，少腹拘急，小便不利或频数，痰饮喘咳，水肿脚气，消渴，久泄。

【来源】《金匮要略》

五苓散

猪苓9g　茯苓9g　白术9g　泽泻12g　桂枝6g

【用法】每日1剂，水煎，分2次服。

【功效】利水渗湿，温阳化气。

【适应证】**慢性肾炎（气化不行，水湿内停证）**。症见：浮肿，小便不利，腹胀，纳呆，便溏。

【来源】《伤寒论》

🪷 猪苓汤

猪苓 12g　茯苓 12g　泽泻 9g　阿胶（烊化）9g　滑石 9g（包煎）

【用法】每日 1 剂，水煎，分 2 次服。

【功效】滋阴清热，利水通便。

【适应证】慢性肾炎（**阴虚水热互结证**）。症见：发热，渴欲引水，或下利，咳而呕渴，心烦不得眠，舌红，苔薄黄，脉细数。

【来源】《伤寒论》

🪷 苓桂术甘汤

茯苓 12g　桂枝 9g　白术 9g　炙甘草 6g

【用法】每日 1 剂，水煎，分 2 次服。

【功效】健脾渗湿，温化痰饮。

【适应证】慢性肾炎（**脾虚痰饮内停证**）。症见：胸胁支满，目眩心悸，短气而咳，舌淡红，苔白，脉弦

【来源】《伤寒论》

🪷 实脾饮

厚朴 6g　白术 6g　茯苓 6g　木香 6g　草果仁 6g　大腹皮 6g　熟附子 6g　木瓜 6g　甘草 3g　干姜 3g　生姜 5 片　大枣 3 枚

【用法】每日 1 剂，水煎，分 2 次服。

【功效】温阳健脾，化湿消肿。

【适应证】慢性肾炎（**脾肾两虚证**）。症见：肢体浮肿、以下肢为主，口中不渴，身重纳呆，便溏溲清，四肢不温，舌淡红，苔白厚，脉沉细。

【来源】《济生方》

🪷 参苓白术散

党参 60g　白术 60g　茯苓 60g　山药 60g　炙甘草 60g　炒扁豆 45g　莲子肉 30g　薏苡仁 30g　桔梗 30g　砂仁 30g

【用法】共研细末，每服 6~9g，开水或枣汤送服。

【功效】补气健脾，和胃渗湿，兼理气化痰。

【适应证】**慢性肾炎尿蛋白持久不消而属脾虚者**。症见：食少便溏，气短咳嗽，肢倦乏力，舌淡，苔薄白，脉细弱。

【来源】《太平惠民和剂局方》

六味地黄丸

熟地 240g　山药 120g　山茱萸 120g　泽泻 90g　茯苓 90g　丹皮 90g

【用法】研末，炼蜜为丸如绿豆大，每服 9g，日服 2～3 次。

【功效】滋补肝肾。

【适应证】**慢性肾炎（肝肾阴虚证）**。症见：头晕耳鸣，腰膝酸软，骨蒸潮热，盗汗遗精，舌细，苔少，脉细。

【来源】《小儿药证直诀》

安肾散

山萸肉 18g　肥玉竹 18g　枸杞子 18g　旱莲草 18g　黄精 18g　熟地 31g　益智仁 31.1g　菟丝子 31.1g　女贞子 31.1g　首乌 31g　怀山药 37.5g

【用法】上药共研极细末，贮瓶，或蜜丸，每丸 3g 重，备用。6 岁以下每次 1.5～2g，或 1 丸，每日早晚各服 1 次，温开水送服。

【功效】益肾健脾滋阴。

【适应证】**慢性肾小球肾炎与肾病（肾阴阳两虚证）**。

【来源】徐振纲. 何世英儿科医案. 银川：宁夏人民出版社，1979：222

参芪五苓散加减

党参 15g　白术 12g　茯苓皮 25g　甘草 4g　薏苡仁 15g　黄芪 20g　牛膝 12g　猪苓 15g　桂枝 12g　防己 12g　砂仁 8g

【用法】每日 1 剂，水煎服，分 2 次服。

【功效】健脾利湿。

【适应证】**慢性肾小球肾炎（脾虚湿阻证）**。症见：全身水肿，按之没指，小便短少，身体困重，胸闷腹胀，纳呆，泛恶，舌淡红，苔白，脉沉细。

【来源】刘强，王维澎．名老中医医话·邓铁涛．北京：科学技术文献出版社，1985：28

🪷 益母地黄益肾汤

益母草30g　半边莲30g　黄芪15g　熟地15g　怀山药10g　泽泻15g　山萸肉6g　丹皮6g　茯苓10g　苏叶30g

【用法】每日1剂，水煎，分2次服，1个月为一疗程。

【功效】健脾益肾，活血利水。

【适应证】**慢性肾小球肾炎（脾肾两虚，瘀水互结证）**。症见：神疲，四肢不温，面色㿠白，浮肿，腰以下肿甚，纳少，唇舌紫黯，舌淡红，苔薄白，脉沉细。

【来源】骆继杰．益母地黄益肾汤治疗慢性肾炎122例疗效分析，中医杂志，1986，（12）：28

🪷 清心莲子饮

黄芩20g　地骨皮20g　麦冬15g　车前子15g　柴胡15g　莲子15g　茯苓15g　甘草5g　黄芪50g　党参50g

【用法】每日1剂，水煎，分2次服。

【功效】益气固本，清热利水。

【适应证】**慢性肾小球肾炎（无水肿期气阴不足证）**。症见：面色潮红，头晕头痛，心悸失眠，腰酸遗精，五心烦热，舌淡红，少津，脉细。

【疗效】本组86例，临床完全缓解30例，基本缓解22例，部分缓解15例，无变化19例。

【来源】王铁良，单翠华，孙向春，等．清心莲子饮治疗86例慢性肾炎的临床观察，上海中医药杂志，1987，（3）：18

🪷 补阳还五汤加减

生黄芪30g　地龙10g　桃仁10g　当归10g　泽兰10g　赤芍15g　益母草15g　马鞭草15g　红花6g

【用法】每日1剂，水煎服，分2次服，1个月为一个疗程。

【功效】益气活血。

【适应证】**慢性肾小球肾炎（气虚血瘀型证）**。症见：神疲乏力，心悸，唇绀，面色紫黯，浮肿，腹胀，纳差，便溏，舌暗淡，或有瘀点，苔薄白，脉细涩。

【疗效】本组41例，痊愈19例，好转16例，无效6例，总有效率为85.4%。

【来源】金克畅.补阳还五汤加减治疗慢性肾炎41例.北京中医药杂志1987，（6）：29

🪷 补气活血益肾方

党参15g　菟丝子15g　薏苡仁15g　黄芪30～60g　六月雪30～60g

益母草30～60g　桃仁10g　红花10g　地龙10g　当归12g　丹参15～30g

【用法】每日1剂，水煎服，分2次服。

【功效】补气活血，益肾利湿。

【适应证】**慢性肾小球肾炎（气虚血瘀证）**。症见：浮肿，神疲乏力，面色苍白，腹胀，纳差，便溏，唇绀，舌紫黯，脉细涩。

【疗效】本组40例，治疗后显效14例，有效18例，无效8例，总有效率为80%。

【来源】章永红，邹云翔，邹燕勤，等.补气活血益肾利湿治疗慢性肾炎的临床与动物实验研究，中医杂志，1987，（10）：34

🪷 祛风抗敏汤

荆芥10g　苏叶10g　连翘10g　银花藤20g　乌梅15g　防风6g

麻黄6g　甘草6g　红枣5枚

【用法】每日1剂，水煎，分2次早、晚饭后服。1个月为1个疗程。同时配合西医对症及支持治疗。

【功效】祛风抗敏，扶正祛邪。

【适应证】**慢性肾小球肾炎急性发作（风热外袭证）**。症见：浮肿起于眼睑，继则四肢及全身皆肿，甚者眼睑浮肿，来势迅速，多有恶寒发热，肢节酸痛，小便短少，舌淡红，苔薄白，脉浮。

【疗效】治疗54例，完全缓解19例，基本缓解34例，无效1例，总有效率90.15%。

【来源】卢君健，袁永华．慢性肾小球肾炎的中西医结合治疗．中国中西医结合杂志，1989，(5)：18

补肺养阴汤

太子参30g　黄精30g　玄参30g　麦冬12g　茯苓12g　生地10g　丹皮10g　山药15g　泽泻15g　百合20g　甘草6g

【用法】每日1剂，水煎，分2次服，疗程3个月以上。

【功效】补气益阴。

【适应证】**慢性肾小球肾炎（肺肾阴虚证）**。症见：水肿反复发作，精神疲惫，腰酸遗精，干咳，口燥咽干，五心烦热，舌红，苔少，脉细数。

【疗效】本组110例慢性肾炎，完全缓解20例，基本缓解31例，部分缓解48例，无效11例。总有效率为90%。

【来源】章永红．从肺论治慢性肾炎110例．湖北中医杂志，1990，(5)：9

益肾祛瘀汤

黄芪15g　锁阳12g　蝉蜕10g　木香9g　泽兰18g　山药18g　全蝎2.5g

【用法】每日1剂，水煎，分2次服，3个月为一疗程。

【功效】温补脾肾，行气活血利水。

【适应证】**慢性肾小球肾炎（脾肾不足，水瘀互结证）**。症见：全身水肿，按之没指，小便短少，身体困重，胸闷腹胀，纳呆，泛恶，心悸、唇暗，舌淡暗，苔薄白，脉细涩。

【疗效】本组47例，完全缓解23例，基本缓解11例，好转5例，无效8例，总有效率为82.98%。

【来源】程辉星．益肾祛瘀汤治疗慢性肾炎47例，湖北中医杂志，1991，(3)：16

益气活血汤

黄芪 30g 益母草 30g 白茅根 30g 党参 20g 茯苓 15g 泽泻 15g 生地 15g 丹皮 10g 枣皮 5g

【用法】每日 1 剂，水煎，分 2 次服。

【功效】益气活血。

【适应证】**慢性肾小球肾炎（气虚血瘀证）**。症见：心悸，气短神疲，形寒肢冷，自汗，全身浮肿，腰膝酸软，舌紫暗。

【疗效】治疗 45 例，完全缓解 21 例，基本缓解者 13 例，好转 7 例，总有效率 91.1%。

【来源】张秀葵，金波. 益气活血法治疗慢性肾炎 45 例体会. 湖南中医杂志，1991，(6)：13

健脾补肾固精汤

黄芪 15g 党参 15g 白术 15g 熟地黄 15g 白芍 15g 车前子 15g 芡实 15g 金樱子 15g 山药 30g 菟丝子 30g 山茱萸 12g 甘草 6g

【用法】每日 1 剂，水煎服，分 2 次服，30 天为 1 疗程。

【功效】健脾补肾，益气固精。

【适应证】**慢性肾小球肾炎（脾肾气阴不足证）**。症见：神疲乏力，形寒怕冷，四肢不温，浮肿，腰以下肿甚，早泄遗精，大便溏，舌淡，苔薄白，脉沉细。

【疗效】本组 96 例慢性肾炎患者，慢性肾炎普通型 54 例，肾病型 36 例，肾型高血压者 6 例，治疗后完全缓解 32 例，基本缓解 18 例，好转 36 例，无效 10 例，总有效率 89.6%。

【来源】张长义. 健脾补肾固精汤治疗慢性肾炎 96 例. 山东中医杂志，1992，(3)：15

滋阴清热利湿汤

生地（或生地炭）30g 玄参 15g 麦冬 15g 知母 12g 黄芩

（或黄芩炭）12g

【用法】每日1剂，水煎服，分2次服，1~2个月为一疗程。

【功效】滋阴清热利湿。

【适应证】**慢性肾小球肾炎（湿热伤阴证）**。症见：小便短赤，烦热口渴，或口苦口粘，咽干，或大便干结，舌红，苔黄，脉细滑数。

【疗效】本组50例，经治显效8例，好转30例，无效8例，死亡4例。

【来源】邵朝娣，王小琴，章如虹．滋阴清热利湿治疗慢性肾炎——附50例临床分析，湖北中医杂志，1992，（3）：6

益气活血渗湿汤

生黄芪30~60g　白术10~15g　淫羊藿10~15g　菟丝子10~15g　丹参15~30g　益母草15~30g　石韦15~30g　白茅根15~30g　怀山药15~30g

【用法】每日1剂，水煎服，分2次服。激素用法：泼尼松以周递减，按每日90→60→30→15→10→5mg的规律进行至激素减完为止。

【功效】益气，活血，渗湿。

【适应证】**慢性肾小球肾炎（脾肾气虚，瘀水阻滞证）**。症见：腰膝酸软，微肿，五心烦热，失眠多梦，神疲乏力，唇暗，舌暗淡，苔白，脉细。

【疗效】本组30例，经治完全缓解16例，基本缓解5例，好转7例，无效2例，总有效率为93.3%。

【来源】郭忠民．益气活血渗湿法治慢性肾炎撤减激素过程中30例临床观察．江西中医药，1992，（4）：35

活血温阳益气方

丹参25g　益母草60g　赤芍15g　防己15g　大腹皮15g　红花10g　巴戟天10g　黄芪12g　川芎12g　淫羊藿12g　椒目12g

【用法】每日1剂，水煎分2次服，1个月为一疗程。

【功效】活血祛瘀，温阳益气。

【适应证】**慢性肾小球肾炎（阳虚血瘀证）**。症见：形寒怕冷，四肢不温，浮肿，腰以下肿甚，神疲纳少，心悸，腰痛，唇暗，小便不利，舌淡红，苔薄白，脉沉细。

【疗效】本组50例，痊愈42例，好转6例，无效2例，总有效率为96%。

【来源】朱少华，陶德专．活血祛瘀温阳益气治疗慢性肾炎50例．湖北中医杂志1993，（3）：20

加味己椒苈黄汤

防己15g　椒目10g　葶苈子12g　大黄10g　黄芪20g　桂枝10g
白术12g　茯苓12g　泽泻12g　甘草6g

【用法】每日1剂水煎取汁，分早晚服用。

【功效】益气清热，利水消肿。

【适应证】慢性肾炎（气虚水湿内停证）。

【疗效】本组73例完全缓解加基本缓解为44例，总有效例数为67例，总有效率为91.8%。

【来源】朱道范，王军．加味己椒苈黄汤治疗慢性肾炎73例．河南中医，1994，（6）：372－373

越婢加术汤合黄芪桂枝五物汤

黄芪30g　桂枝10g　白芍10g　生姜6片　大枣6枚　白术12g
麻黄10g　石膏20g　厚朴12g　茯苓15g　猪苓15g　炙甘草3g

【用法】每日1剂，水煎，分2次服。

【功效】宣肺利气，运脾消肿。

【适应证】慢性肾小球肾炎（肺失宣肃，脾运不健证）。症见：浮肿起于眼睑，继则四肢及全身皆肿，甚者眼睑浮肿，眼合不能开，来势迅速。

【来源】刘东亮．内科难治病的中医治疗．北京：人民军医出版社，1994：176

实脾饮合茯苓皮汤加减

生黄芪30g　党参15g　白术10g　木香6g　制附子6g　厚朴10g
茯苓皮15g　生薏仁15g　猪苓10g　大腹皮15g　淡竹叶6g　白通草
6g　车前子（包煎）20g

【用法】每日1剂，水煎，分2次服。

【功效】温脾助阳，行气利水。

【适应证】**慢性肾小球肾炎（脾肾阳虚，水湿泛滥证）**。症见：全身水肿，按之没指，小便短少，身体困重，神疲，怕冷，胸闷腹胀，纳呆，舌淡红，苔白，脉沉细。

【来源】刘东亮．内科难治病的中医治疗．北京：人民军医出版社，1994：176

❀ 十全大补汤加减

生黄芪 30g　当归 10g　熟地 20g　白芍 10g　党参 15g　白术 10g　茯苓 10g　肉桂 10g　阿胶（烊化）15g　川芎 10g　车前子（包）15g　厚朴 10g　通草 10g　鹿角胶（烊化）15g　炙甘草 3g

【用法】每日 1 剂，水煎，分 2 次服。

【功效】补益肝脾，填精养血。

【适应证】**慢性肾小球肾炎（肝脾不足，精血亏虚证）**。症见：久病不愈，面色无华，轻度浮肿，晨起头面肿甚，动久坐久下肢肿甚，倦怠无力，大便或溏，舌淡，苔薄白，脉细弱。

【来源】刘东亮．内科难治病的中医治疗．北京：人民军医出版社，1994：177

❀ 肾气丸合金锁固精丸加减

生熟地各 20g　山萸肉 10g　生山药 20g　生黄芪 30g　党参 15g　白术 10g　枸杞子 10g　菟丝子 15g　金樱子 10g　肉桂 6g　茯苓 15g　泽泻 10g　丹皮 10g　炙甘草 10g

【用法】每日 1 剂，水煎，分 2 次服。

【功效】健脾固肾，滋阴助阳。

【适应证】**慢性肾小球肾炎（脾肾两虚证）**。症见：浮肿，面色㿠白无华，神疲体倦，腰膝酸软，遗精、早泄，浮肿，尿中蛋白多，舌淡，边有齿印，苔白，脉沉细。

【来源】刘东亮．内科难治病的中医治疗．北京：人民军医出版社，1994：176

❀ 固精汤

黄芪 15g　党参 15g　升麻 10g　葛根 12g　山茱萸 12g　桑寄生 5g

墨旱莲 12g　菟丝子 12g　枸杞子 12g　白茅根 10g　薏苡仁 30g

【用法】每日 1 剂，水煎，分 2 次服，1 个月为 1 个疗程，连续 3 个月。

【功效】补肾固精，健脾益气，利湿消肿。

【适应证】**慢性肾小球肾炎（脾肾两虚，水湿内停证）**。症见：面色无华，神疲体倦，腰膝酸软，纳呆，便溏，遗精，早泄，浮肿，舌淡红，苔薄白，脉细弱。

【来源】陆佩琚. 自拟固精汤治疗慢性肾小球肾炎蛋白尿 21 例. 广西中医药，1997，(1)：27

春泽汤加减

白术 9g　泽泻 9g　茯苓 24g　桂枝 4.5g　鱼腥草 30g　鹿衔草 30g　益母草 30g　车前子（布包）15g　党参 24g

【用法】每日 1 剂，水煎服，15 天为一疗程，服至症状完全缓解后继续服药 1 个月，以巩固疗效。

【功效】益气温阳，利水消肿。

【适应证】**慢性肾炎蛋白尿（脾气不足，水湿内停证）**。症见：浮肿，神疲乏力，面色苍白，腹胀纳差，小便少，便溏，舌淡，苔白，脉细。

【来源】王宏，樊蔚虹. 祖传秘方大全. 北京：北京科学技术出版社，1997：87

慢性肾小球肾炎专效方

白花蛇舌草 30g　黑大豆 30g　茯苓 18g　鹿衔草 18g　益母草 15g　白术 12g　黄芪 12g　党参 12g

【用法】每日 1 剂，水煎，分 2 次服。

【功效】益气健脾利水。

【适应证】**慢性肾小球肾炎（脾肾气虚证）**。症见：面浮身肿，腰以下为甚，按之凹陷不起，疲乏，心悸，腰部冷痛酸重，小便不利，大便溏薄，舌淡红，苔薄白，脉沉细。

【来源】刘兰芳，刘典功. 中医专病专效方. 北京：科技文献出版社，1997：135

培土制水汤

党参 15g　白术 12g　茯苓 15g　薏苡仁 30g　山药 15g　黄芪 40g

扁豆 15g　陈皮 9g　砂仁 6g　芡实 15g　炙甘草 3g　生益母草 30g

【用法】每日 1 剂，水煎，分 2 次服。

【功效】补肺健脾，兼利水湿。

【适应证】**慢性肾小球肾炎（肺脾气虚，湿邪留滞证）**。症见：身肿，腰以下为甚，按之凹陷不易恢复，脘腹胀闷，纳减便溏，食少，面色不华，神倦肢冷，小便短少，舌淡，苔薄白，脉细。

【来源】杜雨茂．杜雨茂肾病临床经验及实验研究．西安：世界图书出版公司，1997：44

健脾滋肾汤

生地 12g　女贞子 12g　山萸肉 10g　茯苓 15g　泽泻 12g　山药 15g　怀牛膝 12g　党参 15g　白术 12g　陈皮 9g　猪苓 15g　紫花地丁 12g

【用法】每日 1 剂，水煎，分 2 次服。

【功效】益肾健脾，化湿消肿。

【适应证】**慢性肾小球肾炎（气阴两虚，水湿内停证）**。症见：浮肿小便短少，腰酸，耳鸣，胸闷腹胀，纳呆，泛恶，舌淡红，苔白少津，脉细。

【来源】杜雨茂．杜雨茂肾病临床经验及实验研究．西安：世界图书出版公司，1997：44

补火行水汤

附子 9g（先煎）　白术 12g　桂枝 6g　黄芪 30g　桑寄生 15g　鹿衔草 30g　车前草 12g　生益母草 30g　山萸肉 10g

【用法】每日 1 剂，水煎，分 2 次服。

【功效】温阳健脾，利水消肿。

【适应证】**慢性肾炎（肾阳虚，水湿泛滥证）**。症见：面浮身肿，腰以下为甚，按之凹陷不起，心悸，气促，腰部冷痛酸重，尿量减少，四肢厥冷，怯寒神疲。

【来源】杜雨茂．杜雨茂肾病临床经验及实验研究．西安：世界图书出版公司，1997：45

🪷 滋阴益肾汤

生地 15g　山萸肉 10g　旱莲草 12g　粉丹皮 10g　泽泻 10g　茯苓 15g　猪苓 15g　怀牛膝 12g　桑寄生 15g　白茅根 30g　生益母草 30g　黄芪 30g　小叶石韦 12g

【用法】每日 1 剂，水煎，分 2 次服。

【功效】滋阴益肾汤。

【适应证】**慢性肾小球肾炎（肾阴虚兼水热郁滞证）**。症见：水肿反复发作，精神疲惫，腰酸遗精，口燥咽干，五心烦热，舌红，苔少，脉细。

【来源】杜雨茂．杜雨茂肾病临床经验及实验研究．西安：世界图书出版公司，1997：45

🪷 济生肾气汤加味

熟地 15g　山萸肉 10g　山药 15g　茯苓 15g　丹皮 9g　泽泻 12g　怀牛膝 12g　车前子 10g　附子（先煎）9g　桑寄生 15g　生益母草 30g　桂枝 6g　鱼腥草 30g　知母 10g

【用法】每日 1 剂，水煎，分 2 次服。

【功效】扶阳益阴，佐以清利。

【适应证】**慢性肾小球肾炎（肾阴阳两虚证）**。症见：腰膝酸软，微肿，五心烦热，失眠多梦，遗精，早泄，尿中蛋白多。

【来源】杜雨茂．杜雨茂肾病临床经验及实验研究．西安：世界图书出版公司，1997：45

🪷 杞菊地黄丸加减

枸杞子 15g　菊花 10g　生地 15g　山茱萸 15g　山药 15g　牛膝 10g　杜仲 10g　丹参 10g

【用法】每日 1 剂，水煎，分 2 次服。

【功效】滋补肝肾，平肝潜阳。

【适应证】**慢性肾小球肾炎（肝肾阴虚证）**。症见：眼花，目干，易疲劳，肢体麻木，两胁隐痛，腰膝酸痛，遗精，耳鸣，舌红，苔薄黄，脉细。

【来源】夏如宁，许进秀．六味地黄系列方临证应用举隅．河北中医，2001，23（8）：610

温肾方

　　黄芪12g　锁阳10g　丹参10g　茯苓10g　益母草15g　附子6g
泽泻6g

【用法】制成合剂60ml，为1天量，3次分服，3个月为一疗程。

【功效】温补脾肾，利尿消肿。

【适应证】**慢性肾炎（脾肾阳虚证）**。症见：浮肿，畏寒肢冷，腰膝酸软，腹胀，尿频，或尿短。

【来源】姚欣艳．慢性肾炎肾衰良方．太原：山西科学技术出版社，2003：152

四君子汤合六味地黄汤加减

　　党参10g　生黄芪15g　生地15g　山茱萸15g　山药15g　丹皮10g　茯苓10g　泽泻10g　白术10g　甘草6g

【用法】每日1剂，水煎，分2次服。

【功效】益气养阴补血。

【适应证】**慢性肾小球肾炎（气阴两虚证）**。症见：乏力，气短，自汗，动则加重，口干舌燥，多饮多尿，五心烦热，大便秘结，腰膝酸软，舌淡红，苔薄白，脉细。

【来源】李方玲，张敬苹．肾病临床常用中药指南．北京：科学技术文献出版社，2005：448

金氏肾炎汤

　　生地15g　黄柏15g　地榆15g　槐花15g

【用法】水煎服，日1剂。

【功效】滋养肾阴，清热解毒，凉血止血。

【适应证】**慢性肾炎（肾阴不足，湿热瘀血内阻证）**。

【疗效】治疗38例，蛋白消失者5例，减少者17例；尿红细胞消失者6例，减少者15例；潜血消失者2例，减少者24例；肾功改善者2例（肾功不全者 1 例回内地，效果不详）；临床治愈 3 人（7.9%）。

【来源】马明理，夏志芳，金洪元．金氏肾炎汤在慢性肾炎中的应用．新疆中医药，2005，(6)：39 - 41

❀ 活肾汤

生黄芪 40g　桃仁 10g　红花 10g　牛膝 10g　白茅根 15g　益母草 10g　当归 15g　川芎 10g　十大功劳 10g

【用法】文火水煎，每日 1 剂。

【功效】益气活血化瘀。

【适应证】**慢性肾炎（气虚血瘀证）**。

【临证加减】阳虚水肿盛者可加桂枝、茯苓、猪苓，以温阳利水；肝肾阴虚者加服六味地黄丸，以滋补肝肾；有血尿者加生蒲黄，以活血止血；肾功能不全，尿素氮、血肌酐增高者加蒲公英、金银花以清热解毒。

【疗效】治疗 38 例，完全及基本缓解 14 例，好转 20 例，无效 4 例，总有效率为 89.47%。

【来源】晏晚秋，肖建华．活肾汤治疗慢性肾小球肾炎 38 例小结．中医药导报，2005，(10)：22 - 23

❀ 肾炎系列方

肾炎散：穿山甲 3g　海藻 3g　乌梢蛇 3g　僵蚕 3g　龟板 3g　琥珀 1g　血竭 1g　海马 1g。

肾炎合剂：白术 15 ~ 60g　黄芪 20 ~ 60g　太子参 20g　山药 20g　毛冬青 30 ~ 60g　益母草 30 ~ 90g　皂角刺 15g　石韦 15g　连翘 15g　干蟾蜍皮 3 ~ 5g

【用法】肾炎散为成人 1 日量，共碾细末，装胶囊分 3 次服用，儿童酌减。肾炎合剂水煎服，日 1 剂，分 2 次服用，并根据不同情况酌情加减。

【功效】补脾益肾，活血化瘀。

【适应证】**慢性肾小球肾炎（肾气不足兼有瘀血证）**。

【疗效】本组 176 例，完全缓解 106 例，基本缓解 38 例，有效 19 例，无效 13 例。总有效率 92.6%。

【来源】柯新桥.肾病效方265首.北京:科学技术文献出版社,2006:32

益肾活血祛风汤

党参30~60g 黄芪30~60g 当归10~15g 胡芦巴10~15g 锁阳10~15g 益母草10~15g 牛膝(或秦艽)10~15g 鹿衔草10~15g 徐长卿10~15g

【用法】每日1剂,水煎服,分2次服,服药4周为一疗程。

【功效】益气温肾,活血祛风。

【适应证】**慢性肾炎(脾肾不足,瘀血内阻证)**。症见:精神倦怠,面色㿠白,四肢不温,浮肿,腰膝酸软,心悸,食少便溏,舌紫黯,苔薄白,脉沉细。

【疗效】本组237例,临床治愈86例,好转93例,无效58例。总有效率为75.5%。

【来源】柯新桥.肾病效方265首.北京:科学技术文献出版社,2006:37

益气养阴清热利湿方

黄芪30g 丹参25g 白术20g 党参20g 女贞子15g 旱莲草15g 石韦15g 丹皮15g 莲须15g 炙甘草6g

【用法】用水煎服,每次100ml,每天3次,口服。一疗程3个月。

【功效】益气养阴,清热利湿。

【适应证】**慢性肾炎(气阴两虚,湿热内停证)**。

【疗效】治疗组40例,完全缓解8例,基本缓解10例,好转14例,无效8例,总有效率80.0%。

【来源】樊文星,赵英英,舒惠荃.益气养阴清热利湿法治疗慢性肾炎70例.陕西中医,2006,(12):1489-1490

补肾益气养阴汤

生地黄10g 熟地黄10g 何首乌10g 枸杞子10g 山药15g 菟丝子20g 补骨脂15g 生黄芪30g 党参15g 金银花10g 连翘10g

【用法】每日1剂,随证加减。3个月为1个疗程。

【功效】补肾健脾，清热解毒。

【适应证】**慢性肾炎（气阴不足证）**。症见：水肿反复发作，精神疲乏，腰酸遗精，口燥咽干，五心烦热，舌淡红，苔薄黄，脉细数。

【疗效】痊愈 11 例，显效 13 例，有效 2 例，无效 6 例，总有效率为 81.2%。

【来源】戈阿康，路薇薇，吴敏. 补肾益气养阴汤治疗慢性肾炎临床研究. 上海中医药杂志，2007，(2)：36-37

黄芪建中汤加减

黄芪 20g　党参 15g　茯苓 15g　益母草 15g　山茱萸 15g　丹参 15g　雷公藤 15g　红藤 15g　甘草 10g　苍术 10g　陈皮 10g　泽泻 10g　猪苓 10g

【用法】每天 1 剂，水煎服。15～20 天为 1 个疗程。

【功效】益气温肾，活血利水，通腑降浊。

【适应证】**慢性肾炎（气虚血瘀，湿浊内停证）**。症见：水肿反复发作或轻或重，腰酸痛，头晕，纳差，疲乏，尿少，舌淡红或暗红，苔白，脉沉细涩。

【疗效】治疗 100 例，痊愈 37 例，好转 46 例，无效 17 例，总有效率为 83%。

【来源】周和平. 黄芪建中汤加减治疗慢性肾炎临床观察. 湖北中医杂志，2007，(12)：39

加味黄芪赤风汤

生黄芪 20g　赤芍 10g　防风 10g　金樱子 20g　芡实 20g　穿山龙 20g　地龙 10g　白花蛇舌草 10g

【用法】每日 1 剂，水煎 2 次，分早、晚服。30 天为 1 个疗程，连用 2 个疗程。

【功效】健脾补肾，祛风利水，活血解毒。

【适应证】**慢性肾炎（脾肾气肾，湿阴血瘀证）**。症见：浮肿，神疲乏力，面色苍白，腹胀，心悸，唇暗，舌紫黯，苔白或黄，脉细涩。

【临证加减】水肿明显者，加冬瓜皮 15g、车前子 15g、茯苓 15g；伴有血尿者，加小蓟 10g、仙鹤草 15g、三七粉（冲服）3g；腰酸困者，加杜仲 15g、川牛膝 15g、怀牛膝 15g；头胀头晕、血压高者，加生牡蛎 30g、天麻 15g、杭菊花 10g，或者配合西药硝苯地平缓释片或尼群地平片口服。

【疗效】50 中完全缓解 12 例，基本缓解 15 例，好转 17 例，无效 6 例，总有效率为 88%。

【来源】张昱. 加味黄芪赤风汤治疗慢性肾炎蛋白尿 50 例临床观察. 中国医药导报，2007，(36)：137－138

🪷 清肺泻热方

桑叶 10～15g　黄芩 10g　麦冬 15g　杏仁 10g　生石膏 20～30g　知母 10g　半枝莲 15～30g　白花蛇舌草 15～30g　太子参 15～30g　广地龙 10～15g　益母草 15g　甘草 5g

【用法】每日 1 剂，水煎分 2 次服用。

【功效】清肺泻热，化瘀通络。

【适应证】**慢性肾炎**（**肺经郁热，气血壅滞证**）。症见：形体不衰，尿液黄赤，或有咽喉口舌痒燥，舌边尖红赤或全舌红绛或暗红，苔薄白或薄黄，脉多弦而有力。

【临证加减】蛋白尿显著者加黄芪 30～50g、石韦 30g；血尿严重者酌加白茅根 30g、仙鹤草 30g、血余炭 10g 或旱莲草 15～30g、阿胶 10～15g；血压高者去甘草加牡丹皮 10g、桑寄生 15g、怀牛膝 15g；水肿者去甘草、桑叶改为桑白皮 15g、加车前子 15～30g，猪茯苓各 10～15g，大腹皮 15～30g；便秘者加生大黄 10～15g、火麻仁 15g；腰痛加杜仲 15g、续断 15g、徐长卿 15g；瘀血征象明显者加赤芍 10g、红花 10g、当归 10g；兼外感表证时，风热者去杏仁加金银花 10g、连翘 15g；风寒者去石膏、知母、麦冬加荆芥 10g、防风 10g。

【来源】高磊平. 清肺泻热治肾炎. 长春中医药大学学报，2008，(1)：51－52

🪷 益肾健脾化瘀汤

生黄芪 30～50g　芡实 20g　生地 15g　山药 15g　山萸肉 15g　白

术 15g 丹参 15g 泽泻 15g 红花 6g 升麻 3~6g

【用法】每日 1 剂，水煎取汁 400ml，分 2 次于早晚餐前半小时空腹服用，1 个月为一疗程。

【功效】益肾健脾，活血化瘀。

【适应证】**慢性肾炎**（**脾肾不足，瘀血阻滞证**）。症见：腰膝酸软，四肢乏力，间或水肿，神疲倦怠，舌淡有瘀点，边有齿痕，苔薄白，脉沉细无力。

【临证加减】肾炎伴高血压者，去升麻、生黄芪，加钩藤 20g、石决明 20g、怀牛膝 10g、益母草 10g；肾炎患者尿中红细胞较多者，加白茅根 20g、旱莲草 15g、蒲黄炭 10g；肾炎患者咽红充血，扁桃体肿大，尿黄赤热者，去生黄芪，加银花 10g、射干 10g、牛蒡子 15g；腰痛明显，加桑寄生 30g、狗脊 15g。

【疗效】本组 108 例，完全缓解 47 例，部分缓解 46 例，无效 15 例，总有效率为 86.1%。

【来源】裴竹莲，常成荣. 益肾健脾化瘀汤治疗慢性肾炎蛋白尿 108 例. 陕西中医，2008，（4）：402 – 403

加味二仙汤

黄芪 20g 芡实 30g 金樱子 24g 汉防己 10g 黄精 24g 怀山药 24g 丹参 20g 白茅根 30g 生地 30g 仙灵脾 10g

【用法】上药水煎服，每袋 300ml，150ml/次，每天 2 次，以 1 个月为 1 个疗程。

【功效】补肾活血，健脾固涩。

【适应证】**慢性肾小球肾炎**（**脾肾气虚证**）。症见：浮肿，腰脊酸痛，疲倦乏力，腰痛，少气懒言，高血压，蛋白尿，血尿，舌淡红，苔薄白，脉沉细。

【疗效】治疗 30 例，临床控制 3 例，显效 22 例，有效 4 例，无效 1 例，总有效率为 96.7%。

【来源】吴斌，晏建立. 加味二仙汤治疗脾肾气虚型慢性肾小球肾炎 60 例临床观察 中医药导报，2008，（5）：42

🪷 健脾利湿益肾汤

益智仁 10g 川牛膝 10g 党参 15g 山萸肉 15g 白术 15g 茯苓 15g 山药 15g 黄芪 30g 白茅根 30g 芡实 30g 生薏苡仁 30g

【用法】每日 1 剂，水煎服，分早晚 2 次服。

【功效】健脾利湿，益肾固摄。

【适应证】**慢性肾炎（脾肾不足，水湿内停证）**。症见：有不同程度的困乏，腰酸，下肢水肿，舌质淡苔薄白。

【疗效】治疗 42 例，临床缓解 7 例，基本缓解 17 例，有效 12 例，无效 6 例。总有效率 85.7%。

【来源】邵燕燕. 健脾利湿益肾法治疗慢性肾炎蛋白尿 42 例. 陕西中医，2008，(5)：531 – 532

🪷 健脾益气汤

生黄芪 30g 白花蛇舌草 30g 鬼箭羽 30g 益母草 30g 党参 20g 鱼腥草 20g 金雀根 20g 丹皮 15g 川芎 15g 连翘 12g

【用法】每日 1 剂，取 400ml，分次于早、午餐后 1~2 小时服用。

【功效】健脾益气，清利活血。

【适应证】**慢性肾炎（脾虚湿瘀阻滞证）**。

【疗效】治疗组 30 例，临床控制 5 例，显效 12 例，有效 10 例，无效 3 例，总有效率 90%。

【来源】邵燕燕. 健脾利湿益肾法治疗慢性肾炎蛋白尿 42 例. 陕西中医，2008，(5)：531 – 532

🪷 益气活血清湿热汤

黄芪 15g 党参 15g 女贞子 15g 丹参 15g 桃仁 9g 鱼腥草 15g 白花蛇舌草 15g 甘草 3g

【用法】每日 1 剂。两组疗程均为 3 个月。

【功效】清热解毒，活血化瘀。

【适应证】**慢性肾炎（气虚血瘀湿热证）**。症见：神疲乏力，腰膝酸软，胃纳减少，肢体麻木，小便短赤。

【疗效】治疗 30 例，临床控制 12 例，显效 7 例、有效 8 例、无效 3 例，总有效率为 90.0%。

【来源】马红岩，杨霓芝. 益气活血清湿热汤治疗慢性肾炎临床研究. 吉林中医药，2008，(5)：330 - 332

🪷 肾炎方

黄芪 50g　白茅根 30g　白花蛇舌草 20g　泽泻 10g　丹参 30g　车前子 15g　生地 20g　大蓟 12g　益母草 10g　当归 25g　丹皮 15g

【用法】每日 1 剂，水煎分两次口服。

【功效】益气活血，清热利湿。

【适应证】**慢性肾炎（脾肾不足，湿瘀内阻证）**。

【临证加减】阳虚甚者加附子 10g、巴戟天 15g、党参 15g；气虚甚者加太子参 10g、白术 10g；偏阴虚者，黄芪减量，加女贞子 15g、旱莲草 15g、知母 10g、黄柏 10g；瘀血明显者加桃仁 10g、水蛭 10g；湿毒壅盛者加黄芩 10g、土茯苓 20g；蛋白尿甚者加菟丝子 15g、党参 10g、黄精 15g、白术 10g；血尿甚者加小蓟 10g、仙鹤草 10g；高血压者加钩藤 15g、野菊花 10、夏枯草 20g。

【疗效】治疗 30 例，完全缓解 8 例，基本缓解 13 例，好转 6 例，无效 3 例，总有效率为 90.0%。

【来源】廖高峰. 自拟肾炎方治疗慢性肾炎的临床体会. 中医药导报，2008，(6)：49 - 50

🪷 降白汤

金钱草 30g　白花蛇草 30g　翻白草 30g　车前子 30g（包）　雷公藤 10g　菟丝子 30g　山茱萸 30g　旱莲草 15g　金樱子 15g　芡实 15g　丹参 20g　益母草 20g　黄芪 30g　茯苓 20g　白术 15g

【用法】每日 1 剂，水煎分 2 次服用。

【功效】健脾补肾，扶元固涩。利湿化浊，解毒祛瘀。

【适应证】**慢性肾炎（脾肾两虚，湿热瘀血阻滞证）**。症见：双下肢浮肿，面色萎黄，恶心欲呕，腹胀，神疲乏力，腰膝酸软，小便短少，舌质淡胖，苔薄黄腻，脉沉滑。

【临证加减】水肿较甚、尿少者加用冬瓜皮 15g、白茅根 30g；脾虚便溏者加党参 20g、山药 15g；舌苔浊腻不化者加薏苡仁 30g、草果 10g；腰痛甚者加川续断 20g、杜仲 20g。

【疗效】治疗 25 例，显效 10 例，有效 12 例，无效 3 例，总有效率为 88%。

【来源】刘春彦，刘红．降白汤治疗慢性肾炎蛋白尿 25 例疗效观察．中国冶金工业医学杂志，2008，(6)：709－710

麻黄连翘赤小豆汤加味

麻黄 5g　连翘 15g　桑白皮 10g　生姜 5g　赤小豆 20g　杏仁 10g　益母草 15g　丹参 10g　大枣 4 枚

【用法】每日 1 剂，水煎至 500ml，每日分 2 次温服。

【功效】宣肺利水，益气活血。

【适应证】**慢性肾炎（肺失宣降，水瘀阻滞证）**。

【疗效】治疗 51 例，临床控制 18 例，显效 15 例，有效 15 例，无效 3 例，总有效率为 94.12%。

【来源】强胜，冯春俭，周春祥．麻黄连翘赤小豆汤加味治疗慢性肾炎的临床观察．上海中医药杂志，2008，(12)：31－32

益气凉血汤

升麻 30g　益母草 30g　黄芪 30g　紫草 25g　白术 15g　茜草 15g　当归 15g　茯苓 12g　泽泻 10g

【用法】每日 1 剂，水煎 2 次，兑匀，早晚分服，2 周为一疗程。

【功效】益气化湿，清热凉血。

【适应证】**慢性肾炎（气虚郁热证）**。症见：浮肿时轻时重，反复发作，面色无华，乏力口干，血压正常，舌淡，尖红，苔薄白，脉细数。

【临证加减】兼汗多口渴加乌梅 10g、白芍 12g；兼浮肿加车前子 20g、猪苓 15g；兼头晕、头痛加龙骨、石决明各 20g；血尿（＋＋＋）以上加大、小蓟炭各 20g。

【疗效】治疗 32 例，8 周后完全缓解 19 例，基本缓解 7 例，无效 6 例。

总有效率81.2%。

【来源】叶绿洲，刘蕊，汪靖成. 益气凉血汤治疗慢性肾炎32例. 陕西中医，2009，(12)：1591

🪷 六味地黄汤加味

　　熟地15g　山药15g　山萸肉10g　茯苓12g　泽泻10g　丹皮10g　女贞子15g　墨旱莲15g　菟丝子10g　枸杞子15g

【用法】水煎服。

【功效】滋补肾精，补气生血。

【适应证】**慢性肾炎（肾阴阳不足证）**。

【临证加减】尿血者，加白茅根15g、大蓟10g、大蓟10g、车前草15g、三七10g、仙鹤草15g；尿赤者，加黄柏12g、栀子10g、知母10g；气虚者，加党参15g、黄芪30g；偏肾阳虚者，加鹿角霜15g、巴戟天10g、附子10g、肉桂9g；血虚者，加阿胶15g、当归12g、熟地15g；水肿者加猪苓10g、白术10g、桂枝10g、冬瓜皮15g、玉米须15g、天花粉10g、益母草15g；合并感冒或继发感染者加白茅根15g、蒲公英15g、半枝莲15g、鱼腥草15g。

【来源】肖苏. 六味地黄汤治疗慢性肾炎的体会. 光明中医，2010，(1)：119

🪷 曹氏清补汤

　　生黄芪30g　炒白术10g　生地黄10g　山药10g　生薏苡仁30g　丹参10g　川芎10g　金毛狗脊10g　蝉蜕10g　全蝎2g

【用法】水煎服，每日1剂。

【功效】补肾健脾，清热利湿。

【适应证】**慢性肾炎（脾肾不足，湿热留连证）**。

【临证加减】咽痛者，加连翘10g、金银花10g；水肿明显者，加玉米须30g、桑白皮10g、大腹皮10g、茯苓10g、泽泻10g、防己10g；尿血为主者，加卷柏10g、茜草10g、地榆10g、大小蓟各10g、三七粉3g；湿热较重者，加炒川柏10g、苍术10g、寇仁10g、砂仁3g、土茯苓10g；瘀血较重者加莪术10g、地龙10g、郁金10g。

【疗效】治疗3个月后，60例患者中临床控制14例，显效27例，有效

10 例，无效 9 例。总有效率 85%。

【来源】吕芳，王亿平，王东．曹氏清补法治疗慢性肾炎 60 例临床观察．中医药临床杂志，2010，(3)：226－228

固肾化瘀汤

熟地 30g　丹参 30g　黄芪 15g　山萸肉 15g　益智仁 15g　泽泻 15g　茯苓 15g　白术 15g　淮山药 15g　牛膝 15g　菟丝子 15g　厚朴 15g　当归 12g　川芎 12g

【用法】每日 1 剂加水复煎取汁分 3 次于饭后服，治疗 30 天为 1 个疗程。

【功效】补益脾肾，化瘀祛湿。

【适应证】**慢性肾炎（脾肾不足，湿瘀阻滞证）**。症见：形寒怕冷，四肢不温，全身浮肿，疲劳无力，腰膝酸软，心悸，舌暗淡，苔薄白，脉沉细涩。

【临证加减】气虚甚，加大黄芪用量至 60g；阳虚甚，加用熟附子 20g、锁阳 10g；阴虚甚，加用玉竹 10g、生地 15g；凡有水肿均在基本方中加渗水利湿药如猪苓 15g、车前子（包）15g；夹湿热证加清热利湿或清热解毒药如知母 12g、黄柏 15g 或蒲公英 30g、连翘 15g；瘀血明显加活血化瘀药如泽兰 15g、红花 10g。

【疗效】66 例患者经 6 个疗程治疗后完全缓解 30 例，显著缓解 12 例，部分缓解 13 例，无效 11 例。总缓解率 83.33%。

【来源】李良．固肾化瘀汤治疗慢性肾炎蛋白尿疗效观察．辽宁中医杂志，2010，(6)：1076－1077

实脾固肾化瘀方

生黄芪 30g　党参 20g　炒白术 15g　桑螵蛸 15g　覆盆子 15g　金樱子 15g　菟丝子 20g　山萸肉 10g　僵蚕 15g　蝉蜕 15g　川牛膝 15g　炒地龙 15g　川芎 20g　牛蒡子 10g　金钱草 30g

【用法】每次用水 300ml，煎汁 150ml，煎 2 次，共 300ml，空腹时温服，早晚各 1 次。疗程 3 个月。

【功效】健脾固肾，活血化瘀。

【适应证】**慢性肾炎（脾肾气虚，湿瘀内停证）**。症见：神疲乏力，腰膝酸软，面浮肢肿，纳差腹胀，五心烦热，口干咽燥等。

【疗效】治疗组32例中，临床痊愈4例，显效14例，有效8例，无效6例，总有效率达81.3%。

【来源】米秀华，吴艺青，李珺，等.实脾固肾化瘀方治疗慢性肾炎疗效观察.上海中医药杂志，2010，(7)：43－44

益肾活血汤

黄芪 30g　白术 10g　山药 10g　杜仲 10g　狗脊 10g　生地黄 10g　芡实 10g　金樱子 10g　川芎 10g　丹参 10g　桃仁 10g

【用法】每天1剂，水煎服。

【功效】补肾活血利水。

【适应证】**慢性肾炎**（**肾气不固，瘀水内停证**）。

【临证加减】水肿明显者，加玉米须15g、桑白皮10g、泽兰10g；气虚明显者加人参15g；阳虚明显者加附子10g、肉桂10g、仙茅15g；尿血为主者加黄柏10g、茜草10g、地榆10g、大蓟15g、小蓟15g、三七10g；湿热较重者，加炒苍术15g、白豆蔻10g、砂仁10g；瘀血较重者加莪术10g、地龙12g、郁金15g。

【疗效】观察35例，临床控制12例，显效9例，有效11例，无效3例，总有效率为91.4%。

【来源】王东，王亿平.益肾活血汤治疗慢性肾炎35例临床观察.新中医，2010，(7)：31

加味当归汤

当归 10g　山萸肉 10g　茯苓 10g　枸杞子 12g　杜仲 12g　熟地 15g　菟丝子 15g　山药 30g　黄芪 30g

【用法】每天1剂，水煎服。每次150ml，每日2次，3个月为一疗程。

【功效】益气补肾，活血利水。

【适应证】**慢性肾炎**（**肾气不足，瘀水阻滞证**）。

【临证加减】若面色萎黄，面浮肢肿，少气乏力，腰脊酸痛，舌淡、苔白润，脉细弱，属肺肾气虚，加党参、升麻；若蛋白尿持久不退，加金樱子、覆盆子、芡实等补肾涩精之品；镜检有血尿，系血热妄行，肾经损伤，加用大小蓟、生地榆、茅根、藕节等凉血止血之品；若五心烦热，口干咽燥，眼睛干涩，腰脊酸痛或梦遗，或月经失调，舌红少苔，脉弦细或细数，属肝肾阴虚者，加生地、女贞子、旱莲草；有高血压，加天麻、钩藤、羚羊角粉；若长期咽痛，舌质红、少苔，脉细，面色无华，少气乏力，属气阴两虚，加太子参、生地、麦冬；若瘀血内阻，症见腰痛固定或刺痛，舌质紫暗或有瘀点、瘀斑，脉细涩，加丹参、益母草、马鞭草；若上焦湿热为主，可选用黄芩、牛蒡子、银花、连翘；中焦湿热为主，可选用藿香、佩兰、川厚朴、黄连；下焦湿热为主可选用瞿麦、石韦、车前草。

【疗效】32 例患者经治疗后完全缓解 15 例，基本缓解 6 例，好转 8 例，无效 3 例，总有效率为 90.7%。

【来源】房馨. 加味当归汤治疗慢性肾炎 32 例. 陕西中医, 2010, (8)：952

🪷 金荠汤

金钱草 30g　荠菜花 30g　白茅根 15g

【用法】每日 1 剂，分 2 次服用。

【功效】消炎利尿。

【适应证】**慢性肾炎（湿热内蕴证）**。症见：不同程度浮肿，腰腹胀痛，尿黄尿少，可见血尿。

【疗效】治疗 31 例，显效 17 例，好转 10 例，无效 4 例，总有效率为 87.1%。

【来源】蔡中文. 金荠汤治疗慢性肾炎 31 例. 中国中医药现代远程教育, 2010, (12)：32

🪷 消蛋白汤

黄芪 30g　丹参 15g　络石藤 15g　覆盆子 10g　土茯苓 15g　蝉蜕 6g　白僵蚕 10g　金荞麦 10g　木蝴蝶 6g

【用法】水煎，日 4 次温服。如有血肌酐升高者配合灌肠（药用大黄、厚朴、枳实、土茯苓、金银花、制附子、黄芪、牡蛎），1 日 1 次。对连续检查 4 周蛋白转阴的患者给予消蛋白汤研面，3g/次，日 2 次口服。

【功效】益气养阴，解毒通络。

【适应证】**慢性肾炎（气阴两虚证）**。症见：面色无华，少气乏力，或易感冒，午后低热，或手足心热，腰痛或浮肿。舌质红或偏红，少苔，脉细或弱。

【疗效】总有效率79.8%。

【来源】吴九如，南征. 消蛋白汤治疗慢性肾炎蛋白尿的临床研究. 长春中医药大学学报，2011，（1）：32－33

🪷 银翘马勃散加减

　　金银花15g　连翘15g　竹叶15g　荆芥10g　牛蒡子15g　芦根30g　射干15g　马勃15g　桔梗12g　苦参30g　泽泻15g　薄荷10g　甘草5g

【用法】水煎服，日1剂。

【功效】疏风清热，化湿利尿。

【适应证】**慢性肾小球肾炎急性发作期（风邪外袭，湿热阻滞证）**。症见：有恶寒、发热、咽喉肿痛、肢节酸痛、小便不利、眼睑浮肿，继则四肢及全身皆肿，来势迅速，小便检查多有蛋白尿、血尿、高血压等，舌质红，苔薄白或白腻，脉浮数或浮紧。

【临证加减】水肿较重加茯苓、赤小豆利尿消肿；风寒偏重加苏叶、桂枝以辛温解表；咳嗽较甚加杏仁、前胡降气定喘等。

【来源】杨涛. 慢性肾炎的分阶段治疗及苦参的配伍应用. 四川中医，2011，（3）：52－53

🪷 补阳还五汤加减

　　黄芪40g　白术15g　当归15g　赤芍12g　地龙3g　红花10g　桃仁10g　大黄6g　茯苓15g　泽泻15g　苦参30g　甘草6g

【用法】水煎服，日1剂。

【功效】清热解毒，活血化瘀，益气利湿。

【适应证】**慢性肾炎中期（瘀热互结，气虚湿滞证）**。症见：四肢或全身水肿，按之凹陷不起，乏力，腰痛，脘腹胀满，畏寒神倦，纳呆，大便稀溏，心悸，口唇紫暗，舌质紫暗，苔白腻或黄腻，脉虚数或细濡。

【临证加减】若腹满不减，大便不通者，可合己椒苈黄丸，以助攻泻之力，使水从大便而泄；若尿痛、尿频、尿灼热，乃湿热之邪下注膀胱，可酌加车前草、金钱草、瞿麦等；如血尿较重，则去地龙、红花，加凉血止血之品，如大小蓟、白茅根等。

【来源】杨涛. 慢性肾炎的分阶段治疗及苦参的配伍应用. 四川中医, 2011, (3): 52－53

🪷 四君子汤合苓桂术甘汤加减

黄芪30g　党参30g　白术15g　茯苓15g　桂枝15g　当归15g　猪苓15g　泽泻15g　肉苁蓉15g　菟丝子15g　苦参30g　炙甘草6g

【用法】水煎服。

【功效】补肾健脾，益气消肿。

【适应证】**慢性肾小球肾炎恢复期（脾肾气虚，水湿内停证）**。症见：眼睑及双下肢时有轻微水肿，兼见不烦渴、小便少但不赤涩，大便溏薄，神疲气怯，乏力纳呆，口淡无味，肤色萎黄或晦暗，舌质淡暗，有齿印，苔白，脉沉细或细濡。

【临证加减】阳虚甚者，可酌加桂枝12g、补骨脂15g、附子10g温肾助阳，以加强气化；阴虚甚者，可用六味地黄丸或左归丸加减滋补肾阴。

【来源】杨涛. 慢性肾炎的分阶段治疗及苦参的配伍应用. 四川中医, 2011, (3): 52－53

🪷 复方三草汤

白术9g　泽泻9g　茯苓皮24g　桂枝4.5g　鱼腥草30g　鹿衔草30g　益母草30g　车前子15g　党参24g　附子9g

【用法】水煎每日1剂，分早晚服用。

【功效】温阳利水，健脾补肾。

【适应证】**慢性肾炎（脾肾阳虚，湿瘀阻滞证）**。症见：形寒怕冷，四肢不温，面色苍白，浮肿，腰以下肿甚，神疲乏力，食少便溏，舌淡红，苔薄白，脉沉细。

【疗效】治疗 38 例，完全缓解 15 例，基本缓解 13 例，好转 5 例，无效 5 例。有效率为 86.8%。

【来源】翟春友. 复方三草汤治疗慢性肾炎 38 例. 中医临床研究，2011，(18)：57

复方水牛角方

水牛角 40g（先下） 赤小豆 40g（先下） 益母草 30g 地龙干 30g 丹参 15g 甘草 5g

【用法】每天 1 剂，水煎取药液 200ml，分 2 次服。3 个月为 1 个疗程。上方为成人量，儿童及年老体弱者用量酌减。治疗期间停用一切西药（正在服用激素者需按时递减激素量）。

【功效】活血化瘀，清热解毒。

【适应证】**慢性肾炎（瘀热阻滞证）。**

【临证加减】伴肺肾两虚见证者加益气补肾汤（《景岳全书》）；脾肾阳虚见证者加金匮肾气丸汤方（《金匮要略》）；气阴两虚见证者加参芪地黄汤（《沈氏尊生方》）；伴湿热壅盛见证者加疏凿饮子（《世医得效方》）；伴外感表证者加越婢加术汤（《金匮要略》）。

【疗效】治疗组 30 例，临床治愈 19 例，缓解 7 例，无效 4 例，总有效率 86.7%。

【来源】石锦明，方嘉，陈钦齐. 复方水牛角方治疗慢性肾 30 例. 中国中医药现代远程教育，2011，(24)：21-22

祛风愈肾汤

鹿衔草 15g 银花藤 15g 泽泻 10g 菝葜 15g 车前子 10g 薏苡仁 30g 丹皮 10g 鬼箭羽 15g 石见穿 15g 乌梅 10g 五味子 10g 甘草 6g

【用法】水煎服。

【功效】调节肾脏开合，顺畅气机，驱除外邪。

【适应证】**慢性肾炎（风邪留恋证）。**

【来源】宋增强，王冬梅. 从祛风愈肾汤治疗慢性肾炎谈外风与肾病. 实用中医药杂志，2011，(5)：330-331

真武汤合五皮饮加减

炮附子 10g　巴戟天 10g　干姜 6g　白芍 10g　白术 6g　茯苓皮 10g　大腹皮 15g　党参 5g　黄芪 15g　猪苓 10g　泽泻 10g　椒目 10g　大枣 6 枚

【用法】每日 1 剂，水煎，分 2 次服。

【功效】温阳利水。

【适应证】**慢性肾小球肾炎（脾肾阳虚，水湿内停证）**。症见：面色㿠白，畏寒肢冷，腰膝酸软，腹中冷痛，小便不利，面浮肢肿，甚则腹胀如鼓，或见小便频数，余沥不尽，夜尿多，舌淡胖，边有齿印，苔白，脉沉细或结代。

【来源】郭慧丽．真武汤合五皮饮治疗水肿疗效观察．光明中医，2011，（9）：1837

芪茜汤

黄芪 30g　茜草 30g　山药 15g　山茱萸 15g　熟地黄 15g　柴胡 15g　黄芩 15g　丹参 30g　牛蒡子 15g　杜仲 15g　桑寄生 30g　甘草 6g

【用法】每日 1 剂，加水煎 3 次，取汁 300ml，日 3 次，每次服 100ml，1 个月为 1 个疗程，连续 6 个疗程。

【功效】补肾祛瘀，清热利湿，调和气机。

【适应证】**慢性肾炎（肾气不足，湿瘀阻滞证）**。

【临证加减】脾虚者加白术 15g、茯苓 15g；气血不足者加人参 12g、当归 15g；肾阴不足者加黄柏 12g、知母 15g；肾阳不足者加附子（先煎 30min）10g、肉桂（后下）10g；气血瘀阻者加桃仁 12g、红花 6g；水肿者加猪苓 15g、泽泻 15g。

【疗效】治疗 55 例，完全缓解 28 例，基本缓解 16 例，有效 7 例，无效 4 例。总有效率为 92.70%。

【来源】饶和平．自拟芪茜汤治疗慢性肾小球肾炎疗效分析．中国中医药信息杂志，2011，（11）：74 - 75.

第二节　外用方

益气健脾温肾方

党参　白术　干姜　炙甘草　硫黄　白矾（各等份）

【用法】上药共烘干，研为细末，取药粉适量，开水调成膏，纱布包，敷神阙穴，再覆盖塑料薄膜、纱布，胶布固定。

【功效】益气健脾，温肾。

【适应证】**慢性肾小球肾炎（脾肾阳虚证）。**

【来源】黄宗勖．实用中草药外治法大全．福州：福建科学技术出版社，1992：112

化瘀清热利湿方

桂枝 15g　金钱草 30g　金银花 30g　大黄 30g　赤芍 60g

【用法】上药加水，连煎 3 次，去渣，倒在一起，用干净毛巾或纱布蘸药液，敷肾区，冷即换，热敷 30~60 分钟，日 2~3 次。

【功效】活血化瘀，清热利湿。

【适应证】**慢性肾小球肾炎（瘀热互结证）。**

【来源】黄宗勖．实用中草药外治法大全．福州：福建科学技术出版社，1992：112

温肾健脾利水方

苍术 6g　白术 6g　陈皮 6g　甘草 6g　猪苓 6g　泽泻 6g　茯苓 6g　桂枝 6g　散阴膏 2 贴

【用法】将方中前 8 味药碾成细末，贮瓶备用。用时取 6g，以温开水调和成膏状，敷于患者脐孔内，外用散阴膏（见《理瀹骈文》）封贴，同时将另一散阴膏贴于命门穴。每 3 天换药 1 次，病愈方可停药。

【功效】温肾健脾，利水消肿。

【适应证】**慢性肾小球肾炎（脾肾虚衰证）。**

【来源】马汴梁．敷脐妙法治百病．北京：人民军医出版社，2005：124

🪷 赤小豆方

赤小豆 100g

【用法】将赤小豆研成极细粉末，装瓶备用。用时取药末 30～50g，以水调和成糊状，敷于患者肚脐上，外用纱布覆盖，胶布固定，每天换药 1 次，10 次为 1 疗程。

【功效】补脾胃，除水湿，利小便。

【适应证】**慢性肾小球肾炎**。

【来源】马汴梁. 敷脐妙法治百病. 北京：人民军医出版社，2005：124

🪷 温肾助阳利水方

熟地 9g　山药 9g　山萸肉 9g　茯苓 9g　丹皮 9g　泽泻 9g　桂枝 9g　附子 9g　车前子 9g　牛膝 9g　散阴膏（见《理瀹骈文》）2 贴

【用法】上方中除散阴膏外，其余药物混合共研成细末，用时取药末适量，以温开水调和成膏，敷于患者脐孔内，外用散阴膏封贴，同时将另一散阴膏贴于命门穴。每 3 天换药 1 次，5 次为一疗程。

【功效】温肾助阳，利水消肿。

【适应证】**慢性肾小球肾炎（肾阳衰微证）**。

【来源】马汴梁. 敷脐妙法治百病. 北京：人民军医出版社，2005：124

🪷 温肾健脾行气利水方

白术 3g　厚朴 3g　独活 3g　吴萸 3g　肉桂 3g　木香 3g　大茴香 3g　花椒壳 3g　肉豆蔻 3g　陈皮 3g　槟榔 3g　附子 6g　泽泻 9g　散阴膏药肉适量

【用法】上方中除散阴膏外，其余药物混合共研成细末，用时将散阴膏药肉置水浴上溶化后，加入药末适量，搅匀，分摊于纸上或布上，每贴重 20～30g，贴于患者脐孔及命门穴上，每 3 天换药 1 次，5 次为一疗程。

【功效】温肾健脾，行气利水。

【适应证】**慢性肾小球肾炎（脾肾两虚证）**。

【来源】马汴梁. 敷脐妙法治百病. 北京：人民军医出版社，2005：124

第三节 食疗方

鲫鱼羹

大鲫鱼 500g 大蒜 1 头 胡椒 3g 川椒 3g 陈皮 3g 砂仁 3g
荜茇 3g

【用法】将葱、酱、盐、花椒、蒜等放入鱼肚，煮熟作羹。

【功效】温中健脾，行气利水。

【适应证】慢性肾小球肾炎。

【来源】彭铭泉．中国药膳．上海：上海文化出版社，1986：289

赤小豆汤

赤小豆 60g 白糖一匙

【用法】赤小豆除杂质洗净，倒入小钢精锅内，加冷水两大碗，小火煮 1
小时后，加白糖，再煮片刻，至赤小豆酥烂时离火。当点心吃，分 2 次吃完。

【功效】解毒，利水消肿。

【适应证】慢性肾小球肾炎。症见：身发疮痍，甚则溃烂，或咽喉红肿，
或乳蛾肿大疼痛，继则眼睑浮肿，延及全身，小便不利。

【来源】傅时鉴，傅时摄．常见慢性病食物疗养法．江西：江西科学技术出版社，
1988：230

黄芪糯稻根须汤

黄芪 15g 糯稻根须干品 50g

【用法】收割糯谷时，掘取新鲜糯稻根，去泥，初步洗净，再取糯稻根须
后，进一步洗净晒干，置干燥处保存备用。用时取上药一起入锅煎汤，取汁
弃渣，每日 2 次，每次 1 小碗，亦可代茶慢饮服。3 个月为一疗程。

【功效】补气温肾，收敛消炎，利尿排脓，止渴止汗。

【适应证】慢性肾小球肾炎。

【来源】傅时鉴，傅时摄．常见慢性病食物疗养法．江西：江西科学技术出版社，1988：220

🪷 西瓜大蒜方

黑皮西瓜1个　红皮大蒜（去硬皮，切片）360g　砂仁（去壳捣碎）120g

【用法】将西瓜蒂切下，留作盖，挖去瓜瓤，留皮约5mm厚，再将上二味药装入，把切下的瓜蒂用竹签插上，外敷黄泥约寸许厚，再敷米糠，用木炭火炙，存性，研为细末，每次服3g。清晨或睡时，用开水送下。

【功效】通利小便。

【适应证】**慢性肾炎水肿蛋白尿。**

【来源】王东亮．验方精选．沈阳：辽宁科学技术出版社，1992：192

🪷 车前草茶

车前草20g

【用法】将上药研成粗末，煎水或冲泡，代茶饮用。

【功效】清湿热，利小便。

【适应证】**慢性肾小球肾炎水肿。**症见：浮肿，口黏，口苦，心烦失眠，胸闷纳差，口干少饮。

【来源】王发渭，郝爱真．家庭药茶．北京：金盾出版社，1993：98

🪷 健脾固肾汤

党参20g　芡实20g　猪肾1对

【用法】将党参、芡实洗净，切片，猪肾去表膜剖开，去除筋膜及臊腺后洗净，然后将党参、芡实、猪肾共入锅内，加水适量用旺火煮沸后改用中火煮至肉熟软，取出猪肾切片淡食，或加入所喜爱的调料调味即成。1日1次，食肉饮汤，最好是淡食。

【功效】健脾固肾，补气生津，消炎利水。

【适应证】**慢性肾小球肾炎（肾气虚证）。**

【来源】庞国明．当代中国名医高效验方1000首续集．北京：中国中医药出版社，

1994：194

💮 水红花猪肉方

水红花子 30g　瘦猪肉 120g

【用法】上药水煎，喝汤吃肉。每日 1 剂，分 2 次服。

【功效】补中益气，利水消肿。

【适应证】**慢性肾小球肾炎。**

【来源】沈海葆. 肾脏病妙用中药. 南京：江苏科学技术出版社，1997：127

💮 冬瓜鲤鱼羹

鲤鱼 500g　冬瓜（切块）200g

【用法】以上二味同煮熟，服用前放葱白（小段）10g，食盐少许。

【功效】清热利水消肿。

【适应证】**慢性肾小球肾炎。**

【来源】沈海葆. 肾脏病妙用中药. 南京：江苏科学技术出版社，1997：125

💮 黄芪粥

生黄芪 30g　生薏苡仁 30g　赤小豆 15g　鸡内金末 9g　金橘饼 2 枚　糯米 30g

【用法】先将黄芪放入小锅内，加水 600g，煮 20 分钟捞出渣，再加入生薏仁、赤小豆煮 30 分钟，最后加入鸡内金末和糯米，煮熟成粥。以上为 1 日量，分 2 次温热服，每次服后嚼食金橘饼 1 枚，连服 2~3 个月。

【功效】补气健脾。

【适应证】**慢性肾小球肾炎（脾虚湿热内蕴证）。**

【来源】彭鹏. 家庭药膳精选. 成都：四川科学技术出版社，1999：547

💮 胡椒蛋

白胡椒 7 粒　新鲜鸡蛋 1 个

【用法】把鸡蛋顶部用小剪刀剪一个筷子粗细的小孔，把 7 粒白胡椒从小孔放入鸡蛋中，再用面粉和成面团，把鸡蛋小孔封固，用湿纸把整个鸡蛋包裹起来，放入蒸笼中蒸熟或放入碗中，隔水蒸熟即可。把蒸熟的鸡蛋去壳后，将鸡蛋、胡椒一起趁热吃下，每日 1 次，连用 10 次为 1 疗程，休息 3 天后再服第 2 疗程，一般用 3 个疗程。

【功效】补气温肾。

【适应证】**慢性肾小球肾炎。**

【来源】韦彦芝，张正云．中华药膳防治肾脏疾病．北京：科学技术文献出版社，2000：20

赤豆鲤鱼汤

赤小豆 50g　陈皮　辣椒　草果各 6g　活鲤鱼 1 尾（约 1000g）
葱　姜　胡椒　盐　鸡汤（各适量）

【用法】将鱼去鳞、鳃及内脏，洗净，把赤小豆、陈皮、辣椒、草果洗净后，塞入鱼腹中，再放入盆中，加姜、葱、胡椒、盐，灌入鸡汤，上笼蒸 1.5 小时即可，另将葱丝或绿菜叶略烫，投入鱼汤中即可食用。每日 1～2 次，吃鱼喝汤。

【功效】健脾解毒，利水消肿。

【适应证】**慢性肾炎（脾虚湿停之水肿）。**

【来源】蒋建栋．百汤治百病．北京：中国时代经济出版社，2002：66

苡仁红枣蜜

生薏苡仁 30g　红枣 10 外　糯米 30g　红糖一匙　蜂蜜一匙

【用法】将薏苡仁、红枣、糯米一起入锅内加冷水三大碗，用中火煮约 40 分钟，离火。每日 2 次，食用时加蜜和红糖。2 个月为一疗程。

【功效】补脾胃，暖水脏，除内湿。

【适应证】**慢性肾小球肾炎。**

【来源】吴凌云，王丽．肾病患者调理食谱．北京：学苑出版社，2002：38

熟地山药方

熟地 60g　怀山药 60g　蜂蜜 500g

【用法】熟地、山药快速洗净，倒入瓦罐内，加冷水 3 大碗，小火约煎 40 分钟，滤出头汁半碗。再加冷水 1 大碗，煎 30 分钟，至药液半碗时，滤出弃渣。将二煎汁与蜂蜜调匀，倒入瓷盆内，加盖，不让水蒸汽进入。用旺火隔水蒸 2 小时，离火，冷却，装瓶盖紧，每日 2 次，每次 1 匙，饭后温开水送服。

【功效】益气养阴，健脾养胃。

【适应证】**慢性肾小球肾炎。**

【来源】吴凌云，王丽．肾病患者调理食谱．北京：学苑出版社，2002：51

❀ 乌龟肉煲猪肚

乌龟 200g　猪肚 200g

【用法】上二物慢火煲熟，肉汤同食用。

【功效】滋阴补血，益气补肾。

【适应证】**慢性肾小球肾炎（脾肾亏虚，气血虚弱证）。**

【来源】李顺民．现代肾脏病学．北京：中国医药科技出版社，2004：196

❀ 栗子茯苓粥

栗子 10 个　茯苓 15g　糯米 30g　白糖 1 匙

【用法】新鲜栗子用刀切一缺口，用开水浸泡 3 分钟剥壳去衣，备用。茯苓入锅加水三大碗，用小火煎汤半小时后，留汤弃渣，加入栗子用中火烧开后将糯米倒入，再煮 20 分钟离火即成。每日 2 次，每次 1 碗，食时加白糖。

【功效】补肾壮腰，健脾利湿。

【适应证】**慢性肾小球肾炎。**

【来源】周乃宁．家用食疗菜谱肾脏保养篇．湖南：湖南科学技术出版社，2009：24

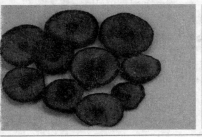
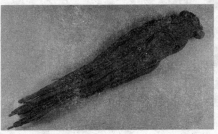
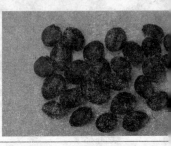

第三章
隐匿性肾小球炎

隐匿性肾小球炎又称隐匿性肾炎，也可称隐匿性肾小球疾病。是病程绵长、病理改变多样、临床表现较少的一种肾脏疾病。本病病因目前尚未明了，可能为链球菌、其他球菌、某些杆菌或病毒所引起的免疫反应致肾脏损害。临床表现一般无水肿、高血压等肾炎症状，肾功能亦无改变，其临床表现有尿的异常，多在诊治其他疾病或体检时偶然发现。发作时可有血尿，少数病情发展者或有其他类型肾小球肾炎的表现，甚至有肾功能不全。临床上分为无症状性蛋白尿、单纯性血尿、无症状性蛋白尿并单纯性血尿等三型。

本病的诊断根据：持续性尿改变，特别是轻度蛋白尿，而无水肿、高血压、肾功能异常者；反复发作性肉眼血尿，发作后血尿基本消失而无肾结石、动脉硬化、肾肿瘤病变史者；有肾炎史可作诊断参考。本病多数病情稳定，故一般不作特殊治疗，但注意治疗慢性感染病灶，预防感染，注意防寒保暖，防止过度疲劳及避免使用肾损害药物。

本病属中医学"尿血"、"虚劳"等范畴。中医学认为本病病机为脾肾亏虚、统摄无力；或素体亏虚、复感风、类、湿热外邪；或劳伤于肾、肾失封藏；或久病伤阴导致阴虚火旺、灼伤血络；至后期又常兼有瘀血滞留，血不循经等。根据病因病机，常以益气摄血、凉血止血、补肾摄精、滋肾清热等为治疗大法。

第一节 单纯性蛋白尿

黑大豆丸

黑大豆 120g　山药 60g　黄芪 60g　苍术 60g

【用法】共研细末，炼蜜为丸，早晚各服 1 次，每次 10g，开水吞服。

【功效】益气补肾，固摄精微。

【适应证】**肾炎蛋白尿（脾肾不足证）**。症见：形体消瘦，面色萎黄，腰酸膝软，遗精滑精或白带多，纳食不馨，大便不实，气短神疲，舌淡红，脉细濡。

【来源】贝润浦. 姜春华教授治疗慢性肾炎的经验. 上海中医药杂志，1987，（2）：5－8

祛风活血汤

蝉蜕 5g　制僵蚕 9g　广地龙 9g　乌梢蛇 9g　䗪虫 3g　生黄芪 15g
益母草 15g　白茅根 15g　茯苓 15g　芡实 15g　鹿衔草 30g

【用法】每日 1 剂，水煎，分 2 次服，1 个月为一疗程。

【功效】祛风活血。

【适应证】**蛋白尿（气虚不固，风邪内陷，瘀血阻络证）**。症见：易疲乏，尿泡多，或身痒，舌暗淡，苔薄白，脉细弦涩。

【临证加减】气虚者重用黄芪，加党参；阳虚者加菟丝子、附子；阴虚者加山药、山萸肉、楮实子；血瘀者加丹参。

【疗效】34 例中基本缓解 [症状消失，肾功能正常，2 次尿检蛋白定性在（0－＋）之间] 5 例，有效 [症状基本消失，肾功能明显好转，2 次尿检蛋白定性在（＋）以下] 26 例，无效（症状无变化，尿检蛋白无减少）3 例，总有效率 88.2%。

【来源】邓银泉. 祛风活血法治疗慢性肾炎蛋白尿 34 例. 临床观察. 山西中医，1988，4（5）：33－34

🪷 固精汤

龙骨 15g 牡蛎 15g 金樱子 15g 沙菀蒺藜 15g 炙黄芪 30g 狗脊 10g 益智仁 10g 芡实 10g 地龙 10g 草薢 10g

【用法】水煎服，每天 2 次，每日 1 剂。同时加服泼尼松，每天 15mg，尿蛋白消失后逐渐停服。

【功效】益气补肾，固摄精微。

【适应证】**蛋白尿（脾肾气虚证）**。症见：疲乏无力，腰酸，夜尿多，尿量少，不同程度水肿，面色萎黄，舌淡，苔薄白，脉沉细。

【疗效】治疗 3 个月后统计疗效。完全缓解 62 例，基本缓解 6 例，部分缓解 2 例，无效 8 例。总有效率 89.7%。

【来源】李力强. 固精汤治疗慢性肾小球肾炎蛋白尿的临床观察. 实用中医内科杂志，1989，3（4）：35

🪷 养血渗湿汤

黄芪 30 ~ 60g 当归 15 ~ 25g 益母草 30g 白茅根 30g 土茯苓 100 ~ 120g 益智仁 10g

【用法】每日 1 剂，水煎，分 2 次服。

【功效】益气养血，清热利湿。

【适应证】**无症状性蛋白尿（气血不足，湿热内蕴型）**。症见：神疲乏力，面色少华，小便混浊，舌淡，苔黄厚，脉细弦。

【来源】王健康. 养血渗湿汤治疗无症状性慢性肾炎蛋白尿. 实用中医内科杂志，1990，4（2）：2

🪷 参苓白术散加味

党参 12g 茯苓 15g 白术 10g 扁豆 10g 陈皮 10g 山药 10g 莲肉 10g 薏苡仁 10g 莲须 10g 金樱子 10g 芡实 10g

【用法】水煎服，每天 2 次，每日 1 剂。

【功效】益气健脾摄精。

【适应证】**蛋白尿（脾气虚弱证）**。症见：面色淡黄，纳差乏力，腹胀痞满，大便稀散，脉象较弱。

【来源】时振声，肖湘如．治疗慢性肾炎蛋白尿的经验．中医杂志，1990，（1）：33

🪷 肾炎十味汤

知母10g　黄柏10g　山萸肉15g　泽泻15g　车前草12g　猪苓12g　白茅根30g　茯苓20g　白花蛇舌草20g　桂枝6g

【用法】每日1剂，水煎，分2次服。

【功效】滋阴清热，利尿消肿。

【适应证】**蛋白尿（阴虚内热，水湿内停证）**。症见：手足心热，盗汗，心烦，腰酸，口黏，小便黄，舌红，苔黄，脉数。

【疗效】显效（症状消失，尿常规经1~3次检查转阴，或一次性治疗不复发者）22例，有效［症状基本消失，肾功能明显好转，尿蛋白在（＋－＋＋）之间，或偶有复发］15例，无效（症状改变不显著，或尿蛋白及颗粒管型无改变）3例，总有效率92.5%。

【来源】曾庆平．肾炎十味汤治疗肾炎蛋白尿40例．陕西中医，1990，（5）：202

🪷 消蛋白尿系列方一

党参20g　白术20g　黄芪20g　益母草20g　茯苓15g　山药15g　芡实15g　扁豆15g　车前子（包煎）15g　丹参15g　甘草10g

【用法】水煎服，每天2次，每日1剂。

【功效】健脾益气，佐以活血。

【适应证】**蛋白尿（脾气虚弱伴血瘀证）**。症见：面色萎黄，头晕乏力，气短懒言，纳差，脘腹胀满，大便稀溏，舌质淡或有瘀斑，苔白，脉沉缓或涩。

【来源】赵源江，王桂珍．系列方治疗慢性肾炎蛋白尿．中国农村医学，1992，（5）：39-40

🪷 消蛋白尿系列方二

熟地15g　枸杞子15g　金樱子15g　黄芪15g　茯苓15g　党参15g　白术15g　菟丝子20g　淫羊藿20g　五味子10g

【用法】水煎服，每天2次，每日1剂。

【功效】补益脾肾。

【适应证】**蛋白尿**（**脾肾两虚证**）。症见：面色淡白，神疲懒言，体倦少气，动则气促，膝软或腰痛不适，或阳痿早泄，形寒肢冷，大便溏泄，小便清长，或夜尿频数，舌淡苔白，脉沉弱或沉迟无力。

【来源】赵源江，王桂珍．系列方治疗慢性肾炎蛋白尿．中国农村医学，1992，(5)：39－40

消蛋白尿系列方三

黄芪30g　白花蛇舌草30g　党参20g　石莲子20g　地骨皮15g　银柴胡15g　白术15g　茯苓15g　麦冬15g　女贞子15g　甘草10g

【用法】水煎服，每天2次，每日1剂。

【功效】补气阴，兼清热利湿。

【适应证】**蛋白尿**（**气阴两虚，湿热未清证**）。症见：疲倦乏力，气短懒言，咽干口燥或口苦，手足心热，心烦寐少，颜面烘热，尿黄便干，腰酸遗精及女子月事不调，舌淡红少津，脉虚细而数。

【来源】赵源江，王桂珍．系列方治疗慢性肾炎蛋白尿．中国农村医学，1992，(5)：39－40

消蛋白尿系列方四

生地20g　枸杞子20g　山萸肉20g　女贞子20g　旱莲草20g　白花蛇舌草20g　丹皮15g　桑寄生15g　白茅根15g　益母草15g　当归15g

【用法】水煎服，每天2次，每日1剂。

【功效】滋养肾阴，佐以清热化瘀。

【适应证】**蛋白尿**（**肾阴虚损，相火妄动证**）。症见：颜面潮红，时有烘热感，多食善饥，口干舌渴，耳鸣，腰膝酸软，便干尿赤，舌暗红无苔或黄，脉数。

【来源】赵源江，王桂珍．系列方治疗慢性肾炎蛋白尿．中国农村医学，1992，(5)：39－40

消蛋白尿系列方五

生地20g 茯苓20g 萹蓄20g 败酱草20g 小蓟20g 白花蛇舌草30g 丹皮15g 茜草15g 车前子（包煎）15g

【用法】水煎服，每天2次，每日1剂。

【功效】清利湿热，兼以养阴止血。

【适应证】**蛋白尿（湿热蕴结，伤阴动血证）**。症见：腰酸痛，小腹窘迫不适或胀痛，尿黄赤热涩，甚或淋痛，或口苦咽痛，便干，舌红苔黄，脉滑数。

【来源】赵源江，王桂珍．系列方治疗慢性肾炎蛋白尿．中国农村医学，1992，(5)：39-40

向日葵方

向日葵杆内白瓤（不拘数）

【用法】水煎作茶喝。

【功效】健脾利湿。

【适应证】**蛋白尿（湿盛证）**。症见：面色萎黄，头晕乏力，气短懒言，纳差，脘腹胀满，大便稀溏，小便混浊，舌淡，苔白，脉濡。

【来源】杨文儒，王焕民．验方精选．陕西：陕西科学技术出版社，1992：179

芡实合剂

芡实30g 山药30g 菟丝子20g 黄芪15g 黄精15g 百合15g 金樱子15g 白术12g 茯苓12g 山楂肉10g 枇杷叶10g 水蛭粉（冲服）3g

【用法】水煎服，每天2次，每日1剂。

【功效】补肺清上，补脾健中，补肾填督。

【适应证】**蛋白尿（脾肾不足，肺失清肃证）**。症见：容易感冒，时有咳嗽，疲乏无力，腰酸，夜尿多，尿量少，轻度水肿，面色萎黄，舌淡，苔薄白，脉沉细。

【临证加减】偏于脾气虚者，重用黄芪30-60g；偏于肾阳虚者，肉桂5~

10g；偏于脾肾阳虚者加生地、熟地、山萸肉；镜检白细胞增多者加蒲公英30g、薏苡仁30g；红细胞多者加小蓟30g、仙鹤草5g；血压高头痛者加地龙15g、钩藤15g；水肿较明显者加泽泻10g、猪苓10g。

【疗效】37 例中完全缓解者 31 例，基本缓解 1 例，无效 5 例。

【来源】郭如爱，唐秀华，孙登俊，等. 芡实合剂治疗慢性肾炎蛋白尿37 例. 山东中医学院学报，1993，17（1）：32 – 33

🪷 补肾固精汤

党参25g 黄芪30g 山药30g 煅龙骨30g 煅牡蛎30g 益母草30g 覆盆子15g 金樱子15g 芡实15g 白术15g 茯苓15g 丹参15g

【用法】每日 1 剂，水煎，分 2 次服，1 个月为 1 疗程。忌生冷辛辣咸物，调情志，防外感，节房事。

【功效】补肾健脾，活血利水，益肾固精。

【适应证】**蛋白尿（脾肾不足，湿瘀内阻证）**。症见：腰酸膝软背痛，头晕，乏力，小便短频，舌淡红，苔薄白，脉沉细。

【来源】张秀亭. 补肾固精汤治疗肾炎蛋白尿. 中国乡村医生杂志，1993（1）：6

🪷 益肾利水活血汤

丹参30g 车前子20g 山药15g 生地15g 茯苓15g 怀牛膝15g 赤芍15g 山萸肉10g 泽泻10g 丹皮10g 桑白皮10g 大黄3～6g

【用法】水煎服，每天 2 次，每日 1 剂。

【功效】补肾利水，活血化瘀。

【适应证】**蛋白尿（肾气虚，水瘀互结者）**。症见：尿急尿频，小便热痛，腰痛，肾区叩击痛，舌红，苔黄腻，脉滑数等。

【临证加减】脾虚气陷者，加黄芪、党参、白术、柴胡、升麻；湿热下注者，加萆薢、木通、猪苓、龙胆草；腰痛甚者，加狗脊、炒杜仲；严重贫血者加黄芪、当归，并服硫酸亚铁片。

【疗效】38 例服药 6 剂后尿蛋白转阴，59 例服药 10 剂后尿蛋白转阴，23

例服药 15 剂后尿蛋白转阴，17 例服药 20 剂后尿蛋白转阴，11 例服药 30 剂后尿蛋白转阴，总有效率为 96.7%。5 例服药 30 剂后尿蛋白略有减少，但有反复。

【来源】袁呈云. 益肾利水活血为主治疗肾病蛋白尿 153 例体会. 实用中西医结合杂志，1993，6（2）：74 - 75

❀ 扶源固本汤

太子参　生黄芪各 15 ~ 30g　生地 10 ~ 15g　牡丹皮　山药　山萸肉各 10g　茯苓　泽泻各 15 ~ 30g　丹参 15 ~ 30g　黄精　白术各 10 ~ 15g　菟丝子　覆盆子各 15g

【用法】每日 1 剂，水煎，30 天一疗程。一般蛋白尿消失后为巩固疗效继续服用 1 个疗程，病程长、病情重可服 2 个疗程后休息停药 15 ~ 20 天，再连服 2 个疗程。

【功效】益气养阴，活血利湿。

【适应证】**蛋白尿（气阴两虚证）**。症见：疲倦乏力，气短懒言，颜面烘热，心烦失眠，咽干口燥或口苦，手足心热，尿短色黄，大便干结，腰酸遗精及女子月事不调，舌淡红少津，脉虚细而数。

【临证加减】气虚重用生黄芪，太子参改党参，甚者可用人参；阴虚重用生地黄精并加石斛、麦冬、桑寄生；脾虚加砂仁、白蔻仁、莲子肉；兼血尿加白茅根、藕节；兼高血压加牡蛎、地龙、菊花；尿中有管型加石韦，重用丹参；血肌酐、尿素氮偏高加冬虫夏草、醋制大黄粉，并可用大黄灌肠；尿化验有酮体加黄芩、黄柏、苦参；湿热下注加滑石、萆薢、汉防己、马鞭草。

【疗效】治疗 62 例，痊愈 12 例，显效 24 例，有效 18 例，无效 8 例。总有效率 87.1%。

【来源】黄晓晔，王延涛，丁红. 扶源固本法治疗无症状性蛋白尿临床观察——附 62 例临床分析. 辽宁中医杂志，1994，21（10）：452

❀ 加减完带汤

山药　石莲子各 50g　白芍　白术　党参各 12g　焦苍术　车前子陈皮各 9g　甘草　黑芥穗　柴胡各 6g

【用法】每日 1 剂，水煎，分 2 次服，连服 1 个月。

【功效】健脾益气，升阳除湿。

【适应证】**蛋白尿（脾虚气陷，不能升清证）**。症见：形体消瘦，面色㿠白，神疲乏力，头晕如蒙，尿液混浊如米泔浆，劳累或饮食油腻后尤甚，舌淡、苔白腻，脉濡细。

【来源】杨俊龙.完带汤新用.浙江中医杂志，1998，(2)：86-87

安肾汤

生黄芪 薏苡仁 金钱草 金银花各 30g 白术 菟丝子 蝉蜕 鸡血藤 川芎各 10~20g 枸杞子 15~20g 芡实 茯苓各 15~30g 麻黄 3~6g 防风 5~10g 生甘草 5g

【用法】水煎服，每天 2 次，每日 1 剂。另外依那普利 2.5~5mg，每日 1 次，口服。

【功效】补脾益肾。

【适应证】**隐匿性肾炎蛋白尿（脾肾气虚，封藏不固证）**。症见：腰酸隐隐，神疲乏力，面色无华，舌淡暗，苔薄白，脉弦细。

【临证加减】肾阳虚者，加仙灵脾 10~15g、川续断 15g、寄生 20g；肾阴虚者，去麻黄、加炙鳖甲 10~15g、黄柏 5~8g；伴有表证者，加柴胡、苏叶各 8~12g。

【疗效】25 例患者服药 1~3 个月，平均 47.6 天。治疗后尿蛋白转阴者 13 例（52%），（±）者 10 例（40%），（+）者 2 例（8%）。未发现有血压下降等其他副作用。

【来源】孙缝铭.安肾汤合依那普利治疗隐匿性肾炎蛋白尿 25 例.四川中医，2001，19（12）：37

消蛋白饮

黄芪 30g 紫草 10g 葛根 10g 桂枝 10g 菊花 15g 白茅根 50g 川芎 10g 金银花 25g 蝉蜕 10g 荆芥 15g 金樱子 20g 僵蚕 10g 半边莲 40g 益母草 50g 芡实 20g 五味子 20g 蛰虫 10g

【用法】水煎服，每天 2 次，每日 1 剂。

【功效】补益脾肾，清热化湿。

【适应证】**单纯性蛋白尿（脾肾两虚兼有湿浊证）**。症见：蛋白尿长期不消，有时腰酸膝软，或腰痛，疲乏，大便溏，舌淡，苔厚，脉沉细。

【临证加减】偏肾虚者加党参、山茱萸；脾虚显著者加女贞子、旱莲草；血尿者加小蓟、地榆等。

【疗效】基本痊愈（肾功能缺损评分减少 90%～100%，病残程度 0 级）9 例，显著进步（肾功能缺损评分减少 46%～89%，病残程度 1～3 级）14 例，好转（肾功能缺损评分减少 18%～45%）5 例，无效（肾功能缺损评分减少 18% 以内）2 例，总有效率 93.3%。

【来源】韩进庭．自拟消蛋白饮联合西药治疗蛋白尿 30 例．长春中医药大学学报，2007，23（4）：59

🪷 扶正化浊汤

黄芪 30g　太子参 15g　白术 12g　墨旱莲 9g　女贞子 9g　白茅根 15～60g　土茯苓 10～30g　芡实 15g　海螵蛸 15g　生地黄 10g　玄参 10g　苏叶 6g　石韦 9g　小蓟 10g　生地榆 15g　地龙 10g　白僵蚕 10g　白花蛇舌草 30g　焦山楂 30g

【用法】水煎服，每天 2 次，每日 1 剂。

【功效】补脾肾，泻湿浊。

【适应证】**蛋白尿（气虚湿盛证）**。症见：神疲乏力，腰酸膝软，口黏，或口甜，舌淡，苔厚腻，脉沉。

【临证加减】腰膝酸软而肾虚明显者加川续断、桑寄生、杜仲、狗脊；蛋白丢失严重者加五倍子、蜈蚣；血尿偏重者加侧柏叶、三七粉、生地榆易地榆炭；久病有瘀者加赤芍药、琥珀；关节疼痛加藕节、紫草。

【疗效】本组 48 例，痊愈（①临床症状消失；②Cr、BUN 正常；③尿常规检查正常）28 例；显效（①临床症状消失或明显减轻；②Cr、BUN 基本正常；③尿常规检查明显改善）10 例；有效（①临床症状减轻；②内生肌酐清除率（Ccr）增加≥20%；③Cr 降低≥20%）4 例；无效（不符合上述标准者）6 例，总有效率 87.8%。

【来源】刘强，高健．扶正化浊汤治疗肾病 48 例疗效观察．实用中医内科杂志，2007，29（7）：628－629

第二节　单纯性血尿

🪷 金匮蒲灰散

　　蒲灰（香蒲的叶洗净、晾干、烧炭去毒存性）7份　滑石3份

【制法】均过筛，混匀，装瓶备用。

【用法】肉眼血尿者，每次10g，4～6小时1次；镜下血尿者，每次5g，4～6小时1次；小儿酌减。以白开水冲服，服至尿检阴性时停药。每日1剂，水煎，分2次服。

【功效】凉血止血，利尿。

【适应证】**适用于各型尿血**。包括急性肾小球肾炎、急性肾盂肾炎、急性膀胱炎、尿道炎、泌尿系结石及其他继发性泌尿系出血症。

【疗效】病例共300个，速效者243例（重度者服药1～2次血尿消失，中轻度3天内镜检红细胞转阴）；显效者46例（重度者服药3～4次血尿消失，中轻度5天内镜检红细胞转阴）；有效者11例（重度者服药5～8次血尿消失，中轻度7天内镜检红细胞转阴）。全部病例均有效。

【来源】王学美. 蒲灰散治疗泌尿系出血. 中医杂志，1988，（7）：43

🪷 萹蓄莲草方

　　萹蓄60g　旱莲草24g　车前子9g　川牛膝9g

【用法】每日1剂，水煎，加白糖分2次冲服。

【功效】清热利水止血。

【适应证】**血尿（湿热证）**。症见：小便黄赤，或尿涩不畅，或有灼热，舌红，苔黄，脉数。

【来源】杨文儒，王焕民. 验方精选. 陕西：陕西科学技术出版社，1992：183

🪷 血尿宁

　　生地　山茱萸　丹皮　茜草各10g　山药　女贞子　旱莲草　赤

芍各 15g　三七粉（冲）3g

【用法】水煎服，分 2 次口服，每日 1 剂。

【功效】滋阴清热。

【适应证】**隐匿性肾炎血尿（阴虚内热证）**。症见：时有手足心热，形体消瘦，小便黄赤，尿灼热，舌质红少苔，脉细数等。

【临证加减】若舌嫩红无苔，阴虚火旺明显者加知母、黄柏、川牛膝；病久者加当归、阿胶。

【疗效】显效 24 例，有效 9 例，无效 3 例，总有效率为 91.7%。

【来源】刘春莹，李珣. 血尿宁治疗阴虚血尿型隐匿性肾炎 36 例. 陕西中医，2002，23（10）：885

🪷 六味地黄汤

生地　山药　山萸肉　茯苓　泽泻　牡丹皮

【用法】水煎服，每天 2 次，每日 1 剂。2 个月为 1 个疗程。

【功效】滋阴泄火。

【适应证】**隐匿性肾炎血尿（阴虚火旺证）**。症见：小便黄赤，手足心热，口燥咽干，腰酸耳鸣，大便干燥，舌红少苔或苔薄黄，脉细数。

【临证加减】阴虚火旺型加知母、黄柏、女贞子、藕节；脾肾气虚型加生黄芪、白术、当归；肾虚挟瘀型加丹参、鸡血藤、坤草；尿黄赤甚者加栀子、淡竹叶；腰酸痛明显者加续断、川牛膝；心烦失眠者加莲子心、酸枣仁；乏力、夜尿频多者加太子参、五味子。

【疗效】治疗 32 例，完全缓解（镜下血尿消失，半年以上无复发）18 例；基本缓解（镜下血尿 <3 个/HP）12 例；无效（镜下血尿无明显改变）2 例。

【来源】陈军. 辨证治疗隐匿性肾炎血尿型 32 例. 湖北中医杂志，2003，25（12）：27

🪷 宁血归经汤

黄芪 25g　太子参 10g　地骨皮 10g　小蓟 12g　白茅根 15g　女贞子 15g　甘草 5g　旱莲草 10g

【用法】水煎服，分 2 次口服，每日 1 剂。3 个月为 1 个疗程。

【功效】益气养阴，清热止血。

【适应证】**隐匿性肾炎血尿（气阴不足，兼有湿热证）**。症见：面色无华，少气乏力，或易感冒，午后低热，或手足心热，小便色黄或有灼热，舌淡红、苔薄白或舌红少苔，脉细。

【临证加减】阴虚内热明显者，加生地10g、侧柏叶8g；脾肾气虚明显者，加白术6g、仙鹤草9g；气阴两虚明显者，加山药9g、血余炭9g（包煎）。

【疗效】治疗46例，显效19例，有效14例，无效13例，总有效率71.74%。

【来源】缪湘伊.宁血归经汤治疗儿童隐匿性肾炎血尿46例临床观察.湖南中医药导报，2003，9（4）：33－34

🪷 凉血活血方

生地30g 竹叶10g 甘草6g 赤芍15g 川芎10g 桃仁10g 红花10g 通草6g

【用法】水煎服，分2次口服，每日1剂。疗程为6个月。

【功效】凉血活血化瘀。

【适应证】**隐匿性肾炎单纯性血尿（瘀热互结证）**。症见：小便黄赤，或灼热，易生口疮，口臭，舌暗红，苔薄黄，脉数。

【临证加减】外感咽痛者加银花、连翘、鱼腥草；血尿明显者加大蓟、小蓟、白茅根、仙鹤草；口干、多饮、阴虚明显者加女贞子、枸杞子；湿热甚者加蛇舌草、萹蓄、瞿麦；肾虚腰痛者加杜仲、续断。

【疗效】治疗20例，显效13例（65%），有效5例（25%），无效2例（10%），总有效率为90%。

【来源】张洁.凉血活血法治疗隐匿性肾炎单纯性血尿20例总结.湖南中医杂志，2005，21（5）：31－32

🪷 益气摄血汤

党参10g 黄芪10g 白术10g 菟丝子10g 枸杞10g 覆盆子10g 车前子15g 生三七6g 紫草10g 甘草6g

【用法】水煎服，分2次口服，每日1剂。

【功效】补益脾肾，益气摄血。

【适应证】**隐匿性肾炎血尿（气不摄血证）**。症见：乏力困倦，面色无华，失眠，健忘，心悸，头晕，小便淡黄，大便溏薄，脉细。

【临证加减】镜下红细胞多于 5 个/HP 者加藕节 10g、白茅根 6g；伴夜尿频、遗尿者加桑螵蛸 6g、益智仁 10g、淫羊藿 6g；伴食少面黄易感者加茯苓 15g、淮山药 10g、薏苡仁 10g。

【疗效】27 例患者，治疗最短者 1 月，最长者 2 年半。经治疗全部患者均尿检镜下无红细胞，尿隐血阴性，连续 1 年复查尿检均正常。

【来源】李文江，欧阳波．益气摄血汤治疗血尿型隐匿性肾炎 27 例体会．云南中医中药杂志，2006，27（5）：22

🪷 二地汤

地锦草 15g　地榆 8g　甘草 3g

【用法】水煎服，分 3～4 次口服，每日 1 剂。

【功效】清热解毒，止血凉血。

【适应证】**单纯性血尿（湿热内蕴证）**。症见：小便黄赤或小便不利，尿灼热，大便结，舌红，苔黄，脉数。

【疗效】完全缓解 27 例，基本缓解 14 例，有效 8 例，无效 19 例。总有效率 72%。

【来源】彭乔发，欧阳松山．二地汤治疗小儿隐匿性肾炎单纯性血尿的疗效比较．临床肾脏病杂志，2007，7（3）：111

🪷 肾炎血尿方

生地 15g　小蓟 15g　白茅根 12g　石韦 12g　炒蒲黄 10g　藕节 10g　茜草 10g　甘草 3g

【用法】水煎服，分 2 次口服，每日 1 剂。

【功效】凉血止血。

【适应证】**隐匿性肾炎单纯血尿（热伤血络证）**。症见：小便灼热，尿黄赤，口干喜冷，舌红，苔黄，脉滑数或弦数。

【临证加减】阴虚内热型加女贞子 15g、旱莲草 20g、山萸肉 10g、丹皮

10g、地骨皮 10g；气阴二虚型加太子参 20g、麦冬 15g、五味子 6g；湿热内蕴型加车前子 12g、瞿麦 10g、滑石 15g；脾肾气虚型加党参 15g、黄芪 15g、山萸肉 10g、山药 15g、丹参 9g、泽泻 9g。

【疗效】治疗 26 例，完全缓解 13 例，显著缓解 8 例，有效 3 例，无效 2 例。总有效率 92.3%。

【来源】王艳秋. 肾炎血尿方治疗隐匿性肾炎单纯血尿 26 例疗效观察. 黑龙江医药科学，2007，30（1）：84

🪷 益气养阴清热利湿方

黄芪 20~30g　生地 10g　芡实 15g　金樱子 10g　女贞子 15g　旱莲草 15g　茯苓 10g　猪苓 10g　白花蛇舌草 15g　紫草 15g　白茅根 15g

【用法】水煎服，分 2 次口服，每日 1 剂。治疗时间均为 5 个月。

【功效】益气养阴清热利湿。

【适应证】隐匿性肾炎（气阴两虚，湿热内蕴证）。症见：面色无华，少气乏力，或易感冒，午后低热，或手足心热，小便色黄或有灼热，舌淡红、苔薄白或舌红苔黄少津，脉细数或弦数。

【临证加减】阴虚重者加山药、当归；血尿明显者加血余炭、藕节；湿热甚者加萹蓄、通草；腰痛者加杜仲、续断。

【疗效】治疗组 30 例，显效 14 例，有效 10 例，无效 6 例，总有效率为 80%。

【来源】黄健，陈云，周莉娅. 益气养阴清热利湿法治疗隐匿性肾炎单纯性血尿 30 例临床观察. 成都中医药大学学报，2007，30（2）：25-26

🪷 地龟汤加味

熟地 20~30g　龟板 30g　黄芪 30~50g　当归 15g　泽泻 20g　茜草根 20g　白茅根 20g　小蓟 20g　女贞子 20g　旱莲草 20g　茯苓 20g　牡丹皮 10g

【用法】加水 2000ml，水煎取汁 450ml，日 3 服，每服 150ml，30 天为一疗程。

【功效】补肾阴生精水，益气通阳。

【适应证】**肾性血尿**。常见于 IgA 肾病、急慢性肾小球肾炎、隐匿性肾小球肾炎、狼疮性肾炎和紫癜性肾炎。

【临证加减】脾肾气虚型加太子参 10g、炒白术 10～20g、陈皮 5～10g；阴虚内热型加鸡冠花 15g、黄柏 15g、山萸肉 20g；湿热蕴结型加金银花 20g、连翘 15g、黄芩 15g、蒲公英 20g、栀子 10g、白花蛇舌草 15g、易熟地为生地 20g。

【疗效】共治疗 43 例，痊愈 2 例，显效 9 例，有效 22 例，无效 10 例。

【来源】高英．中医辨证治疗肾性血尿 43 例临床观察．中医中药．2009，28（35）：93

截叶铁扫帚加减

截叶铁扫帚 20～50g

【用法】剂量随年龄、体重而略有增减。每日 1 剂，文火水煎，煎汁 400ml，早晚各服 200ml，21 天为一疗程。

【功效】凉血清热，化瘀止血。

【适应证】**隐匿性肾炎血尿**（瘀血阻络型）。

【临证加减】肾虚湿热证者配伍益肾清热利湿药物，如山药 15g、茯苓 12g、苍术 10g、白茅根 20g 等；气阴虚瘀热证者配伍益气养阴清热药物，如太子参 15g、黄芪 15g、女贞子 12g、知母 10g、旱莲草 15g、益母草 15g、赤芍 10g、丹皮 10g 等；肾阳虚挟湿证者配伍温肾化湿药物，如桂枝 10g、山药 15g、菟丝子 10g、白术 10g、茯苓 10g、泽泻 10g、薏苡仁 15g。

【疗效】共 62 例，完全缓解 10 例，基本缓解 26 例，好转 22 例，无效 4 例，总有效率 93.5%。

【来源】徐佩华．截叶铁扫帚治疗肾小球性血尿 62 例疗效观察．中国中医药科技，2009，17（1）：43

大补元煎

熟地黄 15g　山药 15g　山萸黄 15g　黄芪 30g　枸杞子 15g　当归 15g　白茅根 30g　小蓟 30g　侧柏叶 15g　墨旱莲 15g　甘草 15g

【用法】水煎服，每天 2 次，每日 1 剂。1 个月为 1 个疗程。

【功效】益气养阴，凉血止血。

【适应证】**隐匿性肾小球肾炎（气阴两虚证）**。症见：气短乏力，腰脊酸痛，手足心热，口燥咽干，纳差食少，面色萎黄，舌质淡红、苔薄白，脉沉细数。

【临证加减】气虚为主加党参 15g、白术 15g、茯苓 15g；阴虚为主反复咽痛加沙参 15g、玄参 15g、麦冬 15g；夹湿热加石韦 15g、滑石 15g、蒲公英 15g、白花蛇舌草 30g、土茯苓 30g、瞿麦 15g、萹蓄 15g；夹瘀加益母草 15g、丹参 15g、红花 15g、川芎 15g。

【来源】金春花，黄彦彬，于梅，等. 张佩青治疗隐匿性肾小球肾炎血尿的经验. 中医杂志，2010，51（6）：498

🪷 益肾清利化瘀止血汤

黄芪 15g　女贞子 15g　旱莲草 15g　银花 15g　半枝莲 10g　车前子 15g　茯苓 15g　白茅根 30g　荠菜花 20g　丹参 15g　藕节炭 30g　神曲 10g

【用法】每日 1 剂，水煎 2 次，分 2 次服，疗程 1 个月，治疗 2 个疗程。

【功效】益肾清热止血。

【适应证】**血尿（气阴两虚，湿热蕴结证）**。症见：腰酸腰痛，头晕，耳鸣，咽干，眼涩，面潮红，小便黄赤，大便干，舌红，苔黄，脉细。

【临证加减】气虚重加党参、山药；阴虚重加生地、山茱萸；热重加黄芩、山栀；瘀重加参三七、血余炭。

【疗效】治疗组显效 19 例，有效 14 例，无效 6 例。总有效率 84.7%。

【来源】张莉，包晓星，金伟民. 益肾清利化瘀止血法治疗慢性肾炎血尿 39 例观察 实用中医药杂志，2010，26（9）：613

🪷 益肾活血汤

石见穿 30g　鬼箭羽 12g　黄芪 30g　仙鹤草 30g　川牛膝 30g　丹参 20g　白茅根 20g　三七 6g

【用法】水煎服，每天 2 次，每日 1 剂，14 天为 1 个疗程。

【功效】益肾补气，活血化瘀。

【适应证】**顽固性血尿（如慢性肾小球肾炎、隐匿型肾小球肾炎、慢性尿路感染表现血尿者）**。症见：有时腰酸膝软，或腰痛，疲乏，舌淡，苔厚，脉细。

【临证加减】湿热壅结型：主方加小蓟、蒲黄、黄柏；心火亢盛型：主方加生地、竹叶、黄连；阴虚火旺型：主方加女贞子、旱莲草、枸杞子；脾肾气虚型：主方加党参、淮山、白术；气血亏虚型：主方加红参、肉桂、阿胶。

【疗效】共治疗 64 例，经 1 个疗程治疗：痊愈 23 例，显效 19 例，有效 17 例，无效 5 例。总有效率为 92.2%。

【来源】罗彤，肖平妹. 益肾活血汤治疗顽固性血尿 64 例疗效观察. 浙江中医药大学学报. 2010，34（2）：235

益气滋肾清利活血方

太子参 15g　生黄芪 15g　茯苓 15g　枸杞子 10g　旱莲草 15g　连翘 10g　白茅根 20g　益母草 15g　赤芍 6g　丹参 6g　茜草 10g　大蓟 小蓟各 10g　侧柏叶 20g　车前草 20g

【用法】水煎服，分 2 次口服，每日 1 剂。

【功效】益气滋肾清利活血。

【适应证】**隐匿性肾炎单纯性血尿（气阴不足，瘀热互结证）**。

【疗效】治疗 30 例，临床控制 7 例，显效 13 例，有效 5 例，无效 5 例，总有效率 83.3%。

【来源】徐明，陈进春，郭宇英，等. 益气滋肾清利活血法治疗隐匿性肾炎单纯性血尿 30 例. 中医研究，2012，25（5）：13－14

血尿康汤

小蓟 30g　三七 10g　黄芪 30g　仙鹤草 30g　马鞭草 30g　茅根 20g　失笑散（包）18g　苦参 10g　黄柏 10g　炒荆芥 15g　黄芩炭 15g　红花 10g　炙草 6g

【用法】每日 1 剂，煎汁 200ml，分 2 次口服。

【功效】益气养阴，清热利湿，活血化瘀。

【适应证】**隐匿性肾炎血尿**（气阴两虚证）。症见：神疲乏力，少气懒言，口干，口粘，五心烦热，小便黄赤，大便溏，舌红，苔黄，脉数。

【疗效】共30例，显效（离心尿镜检红细胞＜3个/HP，计数＜8000个/ml）8例，有效（临床症状有所改善，离心尿镜检红细胞＜10个/HP，计数减少50%以上）18例，无效（临床症状无改善，离心尿镜检、红细胞计数无减少或增加）4例，总有效率86.7%。

【来源】戴梅，高磊平．中西药综合治疗隐匿性肾炎30例临床观察．江苏中医药，2012，44（12）：37－38

第三节　隐匿性肾炎

🪷 肾宁汤

　　仙鹤草　仙灵脾　仙茅　豆卷　黄芪　枣皮各20g　白茅根　大小蓟　茯苓　益母草各30g　枸杞子12g　水蛭（另包冲服）3g

【用法】先将全部中药，浸渍在高出药3cm的水中浸泡20分钟。然后加热煮沸20分钟，再过滤。每日3次，每次口服200ml。正规治疗疗程为3个月。

【功效】补气养阴，活血化瘀。

【适应证】**隐匿性肾炎**（气阴两虚瘀血证）。症见：久病不愈，腰膝酸软，少气懒言，口干，五心烦热，便干或溏泄，舌淡暗或瘀斑，苔薄白或苔少而干，脉细涩。

【临证加减】肾阴虚明显者加生地20g；肾阳虚明显者加补骨脂20g；热毒盛者加灯笼花、赤芍各20g；眠差者加夜交藤30g、合欢皮20g；血压高者加代赭石、珍珠母各30g。

【疗效】共35例，显效（浮肿、腰痛症状消失，尿蛋白，圆盘电泳大、中、小分子检查指标阴性）34例，有效〔浮肿、腰痛症状减轻，尿蛋白、圆盘电泳大、中、小分子检查指标可疑（±）〕1例，无效（浮肿、腰痛等症状未消失，并尿蛋白、圆盘电泳无改变）0例，总有效率97%。

【来源】龙利，金晟，邱碧波等．肾宁汤治疗隐匿性肾炎35例．四川中医，1998，

16（11）：21

🪷 菟丝子

菟丝子 30g

【用法】每日以菟丝子 30g，水煎 300ml，2 次分服。连服 3 个月。

【功效】补肾固精。

【适应证】**隐匿性肾炎（肾虚证）**。症见：腰酸腿软，头晕，耳鸣，阳痿，或月经不调，舌淡，苔白，脉沉。

【疗效】共 13 例，痊愈（症状消失，尿液显微镜检查正常，24 小时尿蛋白定量 <100mg）3 例，好转（症状减轻，尿蛋白及尿红细胞量较治疗前降低 1/2 以上）9 例，无效（未达到上述标准）1 例，总有效率 92.3%。

【来源】谢麦棉. 菟丝子治疗隐匿性肾炎 13 例. 浙江中西医结合杂志，2000，10（3）：439

🪷 参芪地黄汤

黄芪 白花蛇舌草各 30g 党参 生地黄 茯苓 山茱萸 枸杞子 旱莲草 女贞子 金樱子 丹参各 20g

【用法】水煎服，每天 2 次，每日 1 剂。同时加用阿斯匹林片，每次 40mg，每日 1 次口服。对有感染者，加服阿莫西林 0.5g，每 6 小时口服 1 次。

【功效】益气养阴。

【适应证】**隐匿性肾炎（气阴两虚证）**。症见：头眩，倦怠乏力，气短懒言，唇淡，腰膝酸软，耳鸣，口干，舌淡或舌淡紫，苔厚，脉沉滑或沉缓等。

【疗效】治疗 36 例，完全缓解 8 例，基本缓解 16 例，好转 8 例，无效 4 例，总有效率为 88.9%。

【来源】王利民，吴浩，张宏伟，等. 参芪地黄汤治疗隐匿性肾炎 36 例. 中医药信息，2000，（5）：42

🪷 益肾宁络方

生黄芪 30g 制何首乌 15g 女贞子 10g 杜仲 10g 当归 10g 丹参 10g

【用法】水煎服，分2次口服，每日1剂。

【功效】益肾宁络。

【适应证】**隐匿性肾炎（气血不足，肾虚络伤证）**。症见：神疲乏力，面色无华，头晕，健忘，腰酸腰痛，小便不利，夜尿增多，舌淡，苔白，脉细。

【临证加减】气虚甚者，加党参、淫羊藿；阴虚甚者，加干地黄、旱莲草；尿血甚者，加生茜草、荠菜花；兼血瘀者，加川芎、赤芍；兼湿热者，加白花蛇舌草、虎杖。

【疗效】治疗临床缓解30例，好转15例，无效11例，总有效率为80.36%。

【来源】李慧.益肾宁络方治疗隐匿性肾炎56例.浙江中医学院学报，2001，25（5）：27

芡术汤

芡实50g　白术　茯苓各20g　山药25g　菟丝子　金樱子　黄精各40g　百合30g　枇杷叶15g

【用法】水煎服，分2次口服，每日1剂。3个月为1个疗程，疗程最短半年，最长2年。

【功效】健脾固肾。

【适应证】**隐匿性肾炎（脾肾气虚，精微不固证）**。症见：腰酸腿软，耳鸣头晕，食欲不振，腹胀便溏，面色萎黄，少气懒言，舌淡，苔白，脉细。

【临证加减】脾肾气虚加党参、黄芪、当归、熟地；气阴两虚加生地、山茱萸、旱莲草；肝肾阴虚加枸杞子、牡丹皮、女贞子；尿中蛋白多者，加山楂15g；血尿多者加旱莲草30g。

【疗效】治疗42例，治疗1~3个疗程后，痊愈5例，有效35例，无效2例。总有效率95.2%。

【来源】张萍，王万军.芡术汤治疗隐匿性肾炎.吉林中医药，2002，22（5）：16

益气活血方

黄芪40g　川芎20g　怀牛膝20g　全蝎10g　桑枝30g　虎杖20g　山萸肉10g　山药15g　茯苓15g　熟地10g

【用法】水煎服，分2次口服，每日1剂。

【功效】益气活血。

【适应证】**隐匿性肾炎（气虚血瘀证）**。症见：久病不愈，面色无华，少气乏力，或易感冒，腰痛，舌暗红，或有瘀斑，苔薄白，脉虚涩。

【临证加减】尿蛋白阳性者加益智仁10g、金樱子10g；以镜下血尿为主者加蒲黄炭10g、三七粉（冲服）3g、丹皮10g；病久舌质暗，瘀重者加三棱10g、当归10g。

【疗效】单纯蛋白尿者治疗组中完全缓解10例，显效8例，有效3例，无效2例，总有效率91.3%；单纯血尿者治疗组中完全缓解12例，显效5例，有效2例，无效1例，总有效率95%；兼有血尿和蛋白尿者治疗组中完全缓解6例，显效6例，有效5例，无效2例，总有效率89.5%。

【来源】赵刃，刘玉华．益气活血法治疗隐匿性肾炎62例．中国民间疗法，2002，10（9）：54－55

🪷 活血化瘀汤

桃仁10g 川芎10g 丹参30g 红花6g 当归15g 黄芪30g 杜仲15g

【用法】水煎服，分2次口服，每日1剂。30天为一疗程。

【功效】活血化瘀。

【适应证】**隐匿性肾炎（瘀血阻滞证）**。症见：久病不愈，腰痛，小腹硬满，舌暗红或有瘀点，苔薄，脉弦涩。

【临证加减】尿血甚者加茜草10g、马鞭草10g；有管型尿者加白花蛇舌草30g、扦扦活30g；尿蛋白高者加桑螵蛸12g、金樱子20g。

【疗效】治疗55例，临床缓解30例，好转15例，无效10例，总有效率81.81%。

【来源】梁文．活血化瘀法治疗隐匿性肾55例．湖南中医杂志，2004，20（1）：40

🪷 散风清热凉血汤

荆芥炭10g 防风10g 炒栀子10g 蝉蜕10g 金银花20g 连翘20g 黄芩10g 牡丹皮10g 苍耳子10g 辛夷10g 板蓝根30g 紫

草 10g　三七粉 3g

【用法】水煎服，分 2 次口服，每日 1 剂。

【功效】散风凉血，清热解毒。

【适应证】**隐匿性肾炎（外感风热，化毒伤肾证）**。症见：鼻咽易痛，易于感冒，口干喜饮，急躁，不耐劳作，小便偏黄，大便偏干，舌红苔黄，脉象细数。

【临证加减】有肉积者加生山楂 15g；有食积者加焦三仙各 15g；咽痒咳嗽者加钩藤、浙贝母各 10g；大便秘结者加玄参、生地黄、麦冬各 10g；小便黄少者加白茅根 30g、大蓟、小蓟各 15g；经常感冒者加白花蛇舌草 30g、猪苓 30g。

【来源】谌洁. 吕仁和辨证论治隐匿性肾炎经验. 中医杂志，2004，45（1）：16

补气养阴清热汤

黄芪 20g　生地黄 10g　芡实 10g　金樱子 10g　女贞子 15g　旱莲草 15g　猪苓 30g　白花蛇舌草 30g　倒扣草 30g　紫草 15g

【用法】水煎服，分 2 次口服，每日 1 剂。

【功效】补气养阴，益肝脾肾，清热解毒。

【适应证】**隐匿性肾炎（气阴不足，湿热伤肾证）**。症见：易于疲乏，不耐劳作，腰腿酸软，反复感冒，咽干，纳谷欠馨，小便不利，尿色黄，大便常溏，或便结，舌胖暗红、苔黄少津，脉细偏数，两尺脉不足。

【临证加减】肝气郁滞加柴胡、香附、乌药各 10g；排尿不畅加车前子 30g。病情好转后，用六味地黄丸稳定病情。

【来源】谌洁. 吕仁和辨证论治隐匿性肾炎经验. 中医杂志，2004，45（1）：16

四妙水陆二仙汤

炒苍术 15g　黄柏 10g　川牛膝 10g　薏苡仁 30g　芡实 10g　金樱子 10g　金银花 20g　连翘 20g　猪苓 30g　白花蛇舌草 30g　倒扣草 30g

【用法】水煎服，分 2 次口服，每日 1 剂。

【功效】调补脾肾，清化湿毒。

【适应证】**隐匿性肾炎（湿热伤肾证）**。症见：易于疲乏，四肢沉重，腰膝酸软，纳谷欠香，大便易溏，舌胖暗淡、苔黄滑腻，脉象滑数。

【临证加减】有浮肿者加泽泻、泽兰；有瘀血者加桃仁、红花、水红花子；上焦郁闷，常有太息者加香橼、佛手、牡丹皮、栀子；肝气不疏，中焦阻滞，大便不畅者加枳壳、枳实、大黄；下焦不畅，腹部胀满，排气困难者加香附、厚朴、降香。

【来源】谌洁.吕仁和辨证论治隐匿性肾炎经验.中医杂志，2004，45（1）：16

隐匿性肾炎汤

沙苑子　白茅根　丹参　女贞子　石韦各 15～30g　玄参　麦冬　白茅根　桔梗各 15g　生甘草 5g

【用法】水煎服，分 2 次口服，每日 1 剂。

【功效】滋养阴液，清利湿热。

【适应证】**隐匿性肾炎（阴虚湿热证）**。症见：腰酸，心烦，盗汗，手足心热，小便黄赤，或溺涩不畅，舌红，苔黄，脉数。

【临证加减】单纯蛋白尿者重用石韦加生黄芪 30g；单纯血尿重用白茅根加小蓟 15g；合并感染加金银花、板蓝根、黄芩各 10g。

【疗效】治疗 31 例，痊愈 23 例，好转 5 例，无效 3 例，总有效率90.3%。

【来源】欧阳真理.隐匿肾炎汤治疗隐匿性肾炎 31 例.陕西中医，2005，26（4）：310

双补固关汤

白术 12g　黄芪 20g　当归 9g　陈皮 12g　升麻 15g　柴胡 15g　续断 15g　山萸肉 12g　枸杞子 12g　益智仁 15g　草薢 15g　白茯苓 15g　仙鹤草 15g　白茅根 18g　炙甘草 6g

【用法】水煎服，分 2 次口服，每日 1 剂。

【功效】益脾肾，固精微。

【适应证】**隐匿性肾炎（脾肾气虚，精微不固证）**。症见：久病不愈，易于疲乏，不耐劳作，腰腿酸软，反复感冒，小便不利，尿色黄，大便常溏，遗精或白带过多，舌淡胖暗红，苔薄白，脉沉细。

【疗效】治疗 16～30 天，痊愈 22 例，好转 2 例；30～60 天痊愈 23 例，好转 3 例。

【来源】杨宝贵. 双补固关汤治疗隐匿性肾炎疗效观察. 现代中西医结合杂志，2006，15（26）：3102－3103

补中益气汤加减

黄芪 30g 党参 15g 白术 18g 陈皮 15g 当归 15g 升麻 12g 柴胡 12g 炙甘草 10g 苍术 12g 白芍 25g 茯苓 15g 山药 20g

【用法】水煎服，每天 2 次，每日 1 剂。1 个月为 1 个疗程。

【功效】补中益气。

【适应证】隐匿性肾炎（中气不足证）。症见：久病不愈，神疲乏力，易感冒，小便频或不利，大便溏薄，舌淡，苔白，脉细。

【临证加减】若单纯蛋白尿重者，黄芪加量至 40g，山药加量至 30g，另可加入太子参、丹参及适量龙齿、牡蛎、龟板、鳖甲等；单纯血尿重者，加用血余炭、藕节炭、白茅根、大蓟、小蓟等。辨证属阴虚者加旱莲草、女贞子、山茱萸；属阳虚者加肉桂、韭菜子、杜仲炭；湿热明显者加用金钱草、石韦、黄柏，重用白茅根；有瘀者加川芎、三七粉。

【疗效】36 例患者中痊愈 25 例，有效 8 例，无效 3 例，总有效率 91.8%。

【来源】包富明，王浩郁. 补中益气汤加减治疗隐匿性肾小球肾炎 36 例. 实用中医内科杂志，2007，21（2）：62

健脾益肾利湿方

生黄芪 30g 芡实 15g 金樱子 15g 白术 15g 薏苡仁 20g 石韦 20g 川萆薢 15g 川续断 10g 菟丝子 30g 丹参 20g 赤芍 10g 防风 6g

【用法】水煎服，分 2 次口服，每日 1 剂，疗程为 3 个月。

【功效】健脾益肾利湿。

【适应证】隐匿性肾炎（脾肾不足，湿邪内阻证）。症见：乏力，畏寒肢冷，腰膝冷痛，小便不利，或尿混浊，舌淡苔白，脉沉迟者。

【临证加减】畏寒肢冷，腰膝冷痛，舌淡苔白，脉沉迟者，加巴戟天10g、补骨脂10g；口苦咽干，溲赤灼热，肌肤疖肿疮疡，舌红苔黄腻，脉滑数者，加土茯苓30g、生地榆10g、炒槐花10g、半枝莲15g、白花蛇舌草30g；腰部刺痛，肌肤甲错，舌紫暗有瘀斑瘀点者，加莪术10g、川芎10g、桃仁10g、红花10g；外感风寒出现恶风寒、头痛、鼻塞流清涕，舌红苔薄白，脉浮紧者，加荆芥10g、白芷6g、独活6g、苏叶5g；外感风热出现咽喉红肿疼痛，鼻塞流浊涕，舌红苔黄，脉浮数者，加银花15g、连翘10g、黄芩10g、蝉蜕6g、牛蒡子10g、桔梗10g、生甘草6g；血尿明显者，加荆芥炭10g、白茅根15g、茜草15g。

【疗效】治疗30例，完全缓解6例，显著缓解8例，有效8例，无效8例，总有效率为73%。

【来源】殷苏燕．健脾益肾利湿方治疗隐匿性肾炎30例临床观察．北京中医药，2008，37（3）：194

益肾汤

　　何首乌30g　山药20g　炒杜仲　生地　芡实各15g　续断　菟丝子　甘草各10g

【用法】上述药方用500ml水，文火煎取200ml，分两次于饭后30分钟服用，每日1剂。

【功效】益肾气。

【适应证】**隐匿性肾炎（肾气不足证）**。症见：腰酸腰痛，阳痿，或白带增多，小便不利，舌淡胖，苔白，脉沉。

【临证加减】邪热扰肾型加白茅根30g、金银花20g、小蓟、连翘各15g，栀子、淡竹叶各10g；湿热蕴结型加黄柏、车前子、豆蔻、佩兰、茜草各10g、茯苓15g、生地炭20g，去生地；气虚血瘀型加黄芪、益母草各30g、党参20g、丹参15g、三七3g（冲服）；阴虚内热型加天花粉、仙鹤草、鹿衔草各15g、山茱萸、知母各10g；气阴两虚型加黄芪30g、太子参20g、三七3g（冲服）。

【疗效】治疗组50例，完全缓解15例，显效20例，有效10例，无效5例，总有效率90%。

【来源】张蕾．益肾汤治疗隐匿性肾炎50例．陕西中医，2011，32（12）：1583

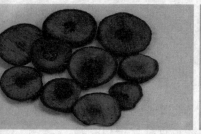
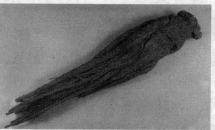
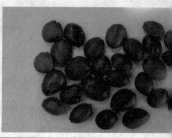

第四章
肾病综合征

肾病综合征为多种病因引起的一种临床证候群，基本特征为大量蛋白尿、低蛋白血症、高血脂症和不同程度的水肿。常见的并发症为感染、血栓及栓塞性并发症、血容量不足、肾小管功能异常、急性肾功能衰竭、免疫异常、蛋白质及脂肪代谢紊乱等，儿童及成人均可发病。

本病的诊断要点：①尿蛋白多于3.5g/24小时；②血浆白蛋白低于30g/L；③水肿；④血脂升高。其中①②两条为诊断所必需，亦即①②③、①②④或①②③④三或四项齐备时，肾病综合征即成立。小儿肾病综合征诊断标准与成人稍有不同：①蛋白尿每24小时定量>0.1g/kg体重；②血浆白蛋白<30g/L；③血清胆固醇>5.70mmol/L；④浮肿可轻可重。其中第一项为必备条件。西医治疗主要采取病因治疗和对症治疗，肾上腺皮质激素与免疫抑制剂对不同病理类型的肾病综合征疗效有明显差别，并且副作用较多。

本病在中医学中多属"水肿（阴水）"、"虚痨"、"腰痛"等范畴，其内因主要为脾肾两脏的阳虚、气虚，其外因为风寒湿邪侵袭而诱发。治疗上多采用益气健脾利湿、温肾壮阳利水、固摄精微以及活血化瘀等方法，另外中西医结合，中药与激素联用，以拮抗激素及细胞毒药物副作用，可收到较满意的疗效。

第一节　内服方

肾病汤

生地 9 ~ 10g　茯苓 9 ~ 10g　川续断 9 ~ 10g　桑寄生 9 ~ 10g　丹皮 6g　泽泻 6g　生山药 10 ~ 12g　女贞子 6 ~ 9g　黄芪 9g　丹参 9g

【用法】水煎服，每天 2 次，每日 1 剂。

同时配合泼尼松每次 1.5mg/kg，间日 10 时顿服，待尿蛋白转阴并持续14 ~ 20 天，减泼尼松 5mg，以后每隔 4 ~ 6 天递减 5mg，一直减至 5mg 为维持量，与本汤 1 剂间日交替服用，维持治疗时间 18 ~ 30 个月。中药每服 4 ~ 5剂，丹参与黄芪的剂量递加 2g，最高可达 30g。如有出血倾向者酌减丹参用量。另外还配合抗生素控制感染和限制食盐。

【功效】活血祛瘀，益气补肾。

【适应证】**难治性肾病综合征**。

【疗效】治疗组 13 例完全缓解（尿蛋白阴性，血浆蛋白、尿素氮、血胆固醇全恢复到正常范围为完全缓解），随访 5 例为临床痊愈（随访尿蛋白持续阴性达 2 年以上者为临床痊愈）。

【来源】孙振先．泼尼松间日疗法配肾病汤对难治性肾病的疗效观察．中西医结合杂志，1987，7（9）：552 - 554

大补元煎加减

党参 15g　黄芪 30g　熟地黄 15g　怀山药 15g　山茱萸 6g　枸杞子 10g　当归 10g　茯苓 12g　甘草 6g

【用法】1 日 1 剂，水煎 3 次，早、中、晚饭后服。水肿较甚者，每次煎后稍浓缩。

【功效】补肾固土。

【适应证】**肾病综合征Ⅰ型（脾肾两虚证）**。症见：全身水肿，脘闷腹胀，食欲不振，口不渴，小便短少，腰酸乏力，面色萎黄，舌淡红，苔薄白，脉沉缓。

【临证加减】阳虚症状明显者可加熟附子、肉桂，阳虚症状稍缓解应改用巴戟肉、仙灵脾等温润之品，以免助阳而伤阴；阴虚症状明显者加用知母、黄柏，熟地黄改用生地黄；高度水肿者加泽泻、天仙藤。

【疗效】30 例中痊愈 26 例，好转 4 例。

【来源】姚越健．大补元煎加减治疗原发性肾病综合征Ⅰ型 30 例．浙江中医学院学报，1990，14（4）：20

温阳撤邪汤

生附子 24g（先煎半小时）　麻黄 10g（红糖炙）　葱白 10g　细辛 5g　白术 12g　茯苓 14g　甘草 3g

【用法】水煎服，每天 2 次，每日 1 剂。

【功效】温阳撤邪，调化固正。

【适应证】**肾病综合征（正虚邪壅证）**。症见：全身水肿，步履艰难，语声低微，面色苍白，形寒畏冷，无汗，咽喉部不适，气短而喘，纳差，尿少，舌质淡嫩，舌边略暗，苔白垢满布舌根，脉略沉细，指纹色淡。

【临证加减】如见咳嗽、咽部不适、恶寒发热，加桔梗，重用细辛；津亏水蓄者加阿胶（烊化服）、猪苓以育阴利水；呕逆者加生姜皮、旋覆花（包煎）以降逆行水；尿血者加白茅根、茜草根、丹皮以凉血止血行水；气虚水停者加黄芪、车前仁、泽泻以益气行水；小便浑浊，精气外泄，酌加党参黄芪、山药、芡实以甘淡渗湿，秘气摄精；血脂难降兼服泽泻、山楂；若见水毒内陷，阴逆之危证，加人参、大黄以降逆荡浊，攻补兼施挽救垂危。

【疗效】治疗 90 例，痊愈 52 例，显效 28 例，进步 8 例，无效 2 例。总有效率 97.7%。

【来源】王临轩，王东平．自拟温阳撤邪汤治疗肾病综合征．北京中医杂志，1990，（4）：31－32

柴苓汤

柴胡 10g　生甘草 10g　泽泻 10g　桂枝 10g　黄芩 15g　白术 15g　党参 15g　猪苓 15g　茯苓 15g　制半夏 6g

【用法】每日 1 剂，水煎，分 2 次服，连续治疗 8 周以上为一疗程。

激素治疗：用泼尼松 1mg/（kg·d），早晨顿服，共 8 周；以后成人每周减量 5mg（儿童每周减原剂量的 10%），减至成人每日 20mg 以后，逐渐过渡至隔日疗法，在尿常规转阴后 5～8 个月全部停药。

【功效】疏解益气，利水消肿。

【适应证】**激素依赖型肾病综合征。**

【临证加减】阴虚火旺严重者，去桂枝，重用黄芩；血浆蛋白低者，加苍术、薏苡仁、山药、黑大豆；激至少撤减至小量后，出现畏寒、食少者，适当加重甘草、桂枝量；兼有湿热（如并发泌尿系感染者），加土茯苓、凤尾草、半枝莲。

【疗效】治疗 21 例，其中完全缓解 16 例，基本缓解 2 例，有效 3 例。

【来源】金仲达.柴苓汤治疗激素依赖型肾病综合征.中医杂志，1992，（6）：30－32

🪷 雷公水蛭方

水蛭粉 1.5g　雷公藤多苷 50～70mg

【用法】所有病人治疗前逐渐停用激素及免疫抑制剂。改用雷公藤多苷，剂量为 1～1.5mg/kg，分 3 次饭后口服，待尿蛋白转阴 2 周（如尿蛋白不转阴者服药 8 周）后，将每日药量减少 1/3，分 2 次口服，2 周后再减 1/2，1 次顿服。一般维持 8～12 周后停药。水蛭粉选用全水蛭，去杂质，自然风干，粉碎后过 120 目筛，每次 0.5g，日 3 次口服。治疗期间每周查 1 次白细胞计数，若少于 4.0×10^9/L，则减少雷公藤多苷的剂量，并加用维生素 B_4 或复方阿胶浆口服。

【功效】清热解毒，化瘀消肿。

【适应证】**肾病综合征。**

【疗效】治疗 31 例，显效 16 例，有效 11 例，总有效率 87.1%，无效 4 例，占 12.9%。尿蛋白转阴最短 6 天。最长 56 天。不良反应：31 例中恶心、食欲减退者 3 例，皮疹 2 例，白细胞减少 1 例（3.9×10^9/L）。均不严重。经减少剂量或对症处理后均未影响治疗。

【来源】王占平.雷公藤多苷加水蛭粉治疗肾病综合征.河北中医，1993，15（4）：29－30

肾炎合剂 II 号方

肾炎合剂 II 号（内含雷公藤生药 15g　生黄芪 40g　生甘草 6g）45ml

【用法】将雷公藤去皮切片打粉，以 95% 酒精浸泡提取后加入余药制成合剂。每日总量 45ml，1 日 3 次，1 次服 15ml。总疗程 2～3 个月。

【功效】益气养阴，解毒和络，清利湿热。

【适应证】原发性肾病综合征（肾气阴不足，湿热与瘀血互结证）。

【疗效】77 例患者中完全缓解 14 例，基本缓解 25 例，好转 27 例，无效 11 例。总有效率为 85.71%。

【来源】王钢，邹燕勤，孙伟，等. 肾炎合剂 II 号治疗原发性肾病综合征 77 例临床疗效. 江苏中医，1993，14（4）：10

苓桂术甘汤加味

茯苓　益母草　芡实　泽泻各 15g　桂枝　甘草各 6g　白茅根 20g　白术 12g

【用法】水煎服，每天 2 次，每日 1 剂。3 个月为一疗程。

【功效】温补脾肾，化气行水。

【适应证】难治性肾病综合征（脾肾阳虚，水湿内停证）。症见：高度水肿，脘腹胀满，纳呆食少，或恶心呕吐，及四肢少温，腰酸乏力，耳鸣头晕，小便短少，大便溏烂，舌淡，苔白，脉沉细弦。

【临证加减】脾虚甚者，加党参、黄芪、砂仁、陈皮；肾阳虚甚者，重用桂枝，加熟附子、巴戟天、补骨脂；肾阴虚火旺者，加熟地黄、淮山药、知母、黄柏；血瘀者，重用益母草，加丹参、三七；水肿甚者，重用茯苓、白茅根，加猪苓、玉米须；血压高者，加石决明、怀牛膝、钩藤；血尿者，加琥珀、茜草根、紫珠草。

【疗效】治疗 17 例，完全缓解 9 例，基本缓解 5 例，部分缓解 2 例，无效 1 例。

【来源】肖旭腾. 苓桂术甘汤加味治疗难治性肾病综合征 17 例. 新中医，1994，（8）：23

🪷 补元固肾五虫汤

黄芪 芡实 金樱子 乌蛇 蝉蜕 白术 泽泻 车前子各30g 党参20g 炙甘草24g 水蛭5g 地龙 僵蚕各10g

【用法】水煎服,每天2次,每日1剂。服药1~3个月,症状控制后隔日1剂,连服1~2个月以巩固治疗。

【功效】补元固肾,健脾利水,化瘀通络。

【适应证】**肾病综合征（元气虚弱,水瘀互结证）。**

【临证加减】脾肾两虚型上方加制附子10g。

【疗效】治疗组60例,完全缓解37例,基本缓解12例,进步7例,无效4例。总有效率为93%。

【来源】孙焕明,段玉环,梁庚银,等.补元固肾五虫汤治疗肾病综合征60例.浙江中医药,1994,(11):507

🪷 二仙汤加味

仙茅 仙灵脾 补骨脂 生黄芪 肉苁蓉 丹参 防风各6g 炒白术10g

【用法】水煎服,每天2次,每日1剂。另服用泼尼松1.5mg/（kg·d）,晨起顿服。6~8周后每1~2周减2.5~5mg,至0.75mg/（kg·d）后减慢减量的速度,总疗程达1年以上。

【功效】温补脾肾。

【适应证】**小儿肾病综合征复发（脾肾阳虚证）。**症见:浮肿,小便不利,腰酸,畏寒怕冷,便溏。舌谈胖或有齿印,脉沉细。

【疗效】治疗30例,完全缓解18例,部分缓解6例,未缓解6例,复发者2例,复发率6.6%。

【来源】葛小平.二仙汤加味防治小儿肾病综合征复发.浙江中医杂志1994,(8):379

🪷 舒肝愈肾汤

黄芪80g 党参15g 当归10g 白芍10g 柴胡10g 茯苓10g

白术 10g　芡实 10g　仙灵脾 10g　巴戟天 10g　桔梗 10g　枸杞子 10g　丹参 10g　泽兰 10g　半边莲 30g

【用法】水煎服，每天2次，每日1剂。疗程为3个月。

【功效】益脾肾，化瘀血，利水湿。

【适应证】**肾病综合征（脾肾两虚，水瘀互结证）。**

【疗效】治疗32例，1个疗程后评定疗效，完全缓解16例，部分缓解9例，无效7例，总有效率90.9%。

【来源】方立成. 舒肝愈肾汤治疗肾病综合征32例临床观察. 湖南中医学院学报，1995，15（1）：13

实脾饮加减

茯苓 30g　焦白术　大腹皮　木瓜各 10g　厚朴　草豆蔻　木香　干姜　炮附子各 6g　甘草 3g　生姜 5片　大枣 12枚

【用法】水煎服，每天2次，每日1剂。

【功效】温阳健脾，行气利水。

【适应证】**肾病综合征（脾肾阳虚，水湿不化证）。**症见：全身明显浮肿，腰以下最为显著，水肿呈凹陷性，甚至呼吸困难，排尿困难，厌食等，舌淡，苔白而润滑，脉沉细弱。

【临证加减】水肿甚者加茅根、冬瓜皮、赤小豆各30g，猪苓、泽泻各10g；肾阳虚者加肉桂3g，冬虫草、紫河车各10g，桂枝6g；肾阴虚者加黑豆30g，制首乌、女贞子、知母、生地各10g，去干姜、附子；气虚者加党参、黄芪各50g，炒山药、芡实各30g；气滞者加砂仁、陈皮各6g；血瘀者加益母草50g，丹参30g，郁金、泽兰各10g；湿热毒邪内蕴者加蒲公英50g，金银花、栀子、大黄、滑石各10g（包煎）。

【疗效】治疗20例，痊愈4例，显效9例，好转3例，无效4例。总有效率为80%。

【来源】王冠勤. 实脾饮加减治疗肾病综合征20例小结. 国医论坛，1996，11（2）：37

防己茯苓汤加味

生黄芪 30g　汉防己 30g　茯苓 20g　桂枝 10g　甘草 6g　白术 10g

泽泻 30g　生姜 10g　制附子 10g（先煎）　阿胶 12g（烊化）　桑白皮 15g　忍冬藤 30g　连翘 12g　酒黄芩 10g　冬瓜皮 15g　抽葫芦 15g

【用法】水煎服，每天 2 次，每日 1 剂。

【功效】补益脾肺，通阳利水。

【适应证】**肾病综合征（肺脾肾三脏俱虚，水液内停证）**。症见：精神倦怠，面色㿠白，颜面、下肢呈指凹性水肿，腹胀纳差，口干，时有咳嗽，尿少，舌质暗红，苔白，脉弦滑而数。

【来源】王芝兰. 防己茯苓汤治疗肾病综合征水肿举隅. 北京中医，1996，(6)：26

🪷 肾综汤

黄芪 24g　当归 12g　白芍 12g　淫羊藿 12g　枸杞子 12g　桃仁 12g　红花 12g　怀牛膝 12g　益母草 15g　车前子 24g　西洋参 8g（另炖）　甘草 8g

【用法】水煎服，每天 2 次，每日 1 剂。联合用地塞米松 1.5mg 每日 1 次口服，蛋白转阴时减量，并以六味地黄丸巩固疗效。

【功效】益气健脾，温阳利水，活血化瘀。

【适应证】**原发性肾病综合征（脾肾不足，水瘀互结证）**。症见：倦怠乏力，全身浮肿，以双下肢为甚、按之凹陷，尿少，腹胀，纳差，腰部酸软，肢冷畏寒，大便稀溏，舌淡苔白滑，脉沉细而弱。

【临证加减】若尿混浊者加萆薢、乌药；畏寒肢冷明显者加制附子、肉桂；腰痛、血压偏高者加桑寄生、杜仲、夏枯草；蛋白尿明显者重用黄芪，加蝉蜕、芡实等。

【疗效】治疗 60 例，完全缓解 35 例，显著缓解 16 例，部分缓解 5 例，无效 4 例，总有效率为 93.33%。

【来源】薛立森. 肾综汤治疗原发性肾病综合征 60 例. 山东中医杂志，1996，15 (5)：209－210

🪷 健肾汤

党参　黄芪　丹参各 15g　女贞子　旱莲草　山萸肉　川芎　仙茅　仙灵脾各 10g　水蛭 6g（冲）

【用法】水煎服，每天 2 次，每日 1 剂。病情缓解后，继续服用健肾汤加味 3～6 个月。

【功效】补肾活血。

【适应证】**难治性肾病综合征（肾虚血瘀证）**。症见：浮肿，按之如泥，纳差泛恶，乏力，腰膝酸软，小便短少，舌红有瘀点，苔黄，脉沉弦。

【临证加减】脾虚甚者，加白术、砂仁；脾肾阳虚甚者，加桂枝、熟附子；水肿甚者，加泽泻、车前子；大量血尿者，加白茅根、血余炭、仙鹤草。

【疗效】治疗 40 例，完全缓解 29 例，部分缓解 11 例，总缓解率 100%。

【来源】张福生，李鲁平．健肾汤治疗难治性肾病综合征 40 例．陕西中医，1996，17（10）：441

🪷 半夏竹茹汤合中药灌汤

法半夏　竹茹　佩兰各 12g　陈皮　枳壳各 9g　茯苓 20g　崩大碗　虎杖　益母草　丹参各 30g　蚕沙 25g

【用法】水煎服，每天 2 次，每日 1 剂。

配合灌肠方灌肠，即大黄、槐米、崩大碗各 30g，水煎药液至 200ml，高位结肠保留灌肠，每日 1 次。

【功效】健脾运中，通阳利水。

【适应证】**肾病综合征（湿热瘀血互结证）**。症见：全身浮肿伴有尿少，身困倦怠，胸闷泛恶，纳呆，舌淡红，苔白腻，脉濡细。

【临证加减】阳虚加熟附子、生姜；气虚加黄芪。

【疗效】本组 62 例，缓解者 29 例，有效者 24 例，无效 9 例，总有效率 85.5%。

【来源】马文玲，武文斌，丁丽雪．半夏竹茹汤配合中药灌肠治疗肾病综合征 62 例．陕西中医，1997，18（4）：151

🪷 健脾肾蛰汤

党参 12g　炙黄芪 20g　全当归 10g　焦白术 10g　淮山药 30g　山萸肉 10g　茯苓 20g　千千活 30g　金樱子 10g　蚕茧 10 只　芡实 15g　荠菜花 30g　炙甘草 10g

【用法】水煎服，每天2次，每日1剂。

【功效】益气健脾，扶助正气，补肾固摄。

【适应证】**肾病综合征（脾肾不足证）**。

【临证加减】低蛋白血症加鹿角胶10g（化冲）、龟板胶10g（化冲）、河车粉6g（吞服）、鱼胶10g；高胆固醇加决明子10g、焦山楂30g、首乌10g、桑寄生20g；高血压加夏枯草30g、罗布麻叶30g、嫩钩藤15g、豨莶草15g；肾功能不全加六月雪30g、生大黄10g（水浸冲）、土茯苓20g，粉萆薢15g、福泽泻30g。

【疗效】治疗200例，完全缓解128例，基本缓解36例，好转25例，无效11例。

【来源】赵国达，季昆明，张汉新，等．健脾肾蛰汤治疗肾病综合征的临床观察．中国中西医结合脾胃杂志，1997，5（1）：45

🪷 小柴胡汤加味

　　柴胡12g　党参15g　半夏9g　炙甘草3g　生姜9g　大枣3枚石韦15g　益母草30g　鱼腥草30g　金钱草30g　半枝莲24g　土茯苓15g

【用法】水煎服，每天2次，每日1剂。30天为一疗程。

【功效】宣通三焦气机。

【适应证】**肾病综合征（三焦气化失司，水道失畅证）**。症见：浮肿，乏力体倦，食少纳呆，眠差梦多，腰疼痛，小便不利，舌淡或淡红，苔薄白，脉细弦。

【临证加减】蛋白尿定量高且持续不减者，重用黄芪，加芡实；阳虚明显者，加附子、肉桂；腰痛甚者，加川续断、狗脊；胃胀纳差者，加枳壳、砂仁。

【疗效】经过2个疗程的治疗，34例患者中完全缓解10例，基本缓解9例，部分缓解11例，无效4例，总有效率88.24%。

【来源】李建明，魏莉．小柴胡汤加味对肾病综合征的临床观察．陕西中医函授，1997，（4）：36-37

健脾活血愈肾汤

生黄芪 30g　炒白术 15g　太子参 15g　丹参 30g　肉桂 5g　仙灵脾 10g　牛膝 20g　当归 10g　川芎 10g　益母草 30g　泽兰 10g　泽泻 15g　猪苓 20g　茯苓皮 20g

【用法】水煎服，每天 3 次，每日 1 剂，3~4 个月后停药。

【功效】健脾活血益肾。

【适应证】**原发性肾病综合征（脾肾不足，瘀血阻滞证）**。症见：面浮肢肿，面色苍白，形寒怯冷，头晕，神疲乏力，纳少腹胀，舌淡边有瘀点，苔白腻，脉细涩。

【临证加减】浮肿尿少明显者加汉防己 15g、车前子 30g；有胸水者加葶苈子 20g；腹水加大腹皮 15g、冬瓜皮 20g；浮肿消退而以腰膝酸软，神疲乏力为主者，去泽兰、泽泻、茯苓，加淮山药 30g、制黄精 10g、桑寄生 30g；尿蛋白不消失加玉米须 15g、山萸肉 10g、白花蛇舌草 30g；镜下血尿不消失加旱莲草 30g，大蓟、小蓟各 15g。

【疗效】34 例中随访 1 年者 25 例，未见复发；随访 2 年者 18 例，1 例复发；随访 3 年者 15 例，2 例复发。

【来源】蒋浩清. 自拟健脾活血愈肾汤治疗原发性肾病综合征 34 例. 吉林中医药，1997，(4)：10

清肾散和益肾散

清肾散：黄柏 10g　白花蛇舌草 24g　知母 10g　连翘 15g　蒲公英 15g　泽泻 12g　益母草 24g（将上述药物烘干后打粉，装入塑料袋内，每袋 30g）

益肾散：太子参 20g　黄芪 30g　猪苓 15g　茯苓 15g　泽泻 15g　芡实 15g　生地 15g　山萸肉 12g　益母草 24g　红花 10g　石韦 24g　旱莲草 15g（配制方法同上，每袋 60g）

【用法】在开始应用激素或免疫抑制剂的同时，服用清肾散，每次 1 袋水煎服一日 2 次。在蛋白消失或减激素进程中，服用益肾散，每次 1 袋，水煎服，日 2 次。1 个月为一疗程。

【功效】前方清热利湿解毒化瘀；后方益气养阴，清热利湿，活血化瘀。

【适应证】肾病综合征。

【疗效】治疗 76 例，3 个疗程后观察疗效。完全缓解 28 例，基本缓解 34 例，有效 8 例，无效 6 例，总有效率 92.1%。

【来源】彭丹青，李爱丽．清肾散和益肾散分期治疗肾病综合征 76 例．中医研究，1997，10（5）：27－28

麻黄加术汤加减

　　麻黄 6g　杏仁 10g　白术 10g　茯苓 15g　桑白皮 10g　冬瓜皮 15g
金银花 15g　生姜 3 片　车前子（包）15g　牛蒡子 15g　蒲公英 20g
白茅根 20g

【用法】水煎服，每天 2 次，每日 1 剂。

【功效】宣肺利水。

【适应证】**肾病综合征（肺气不宣，水湿郁热证）**。症见：发热咽痛，咳嗽而喘，肿胀以头面部为重，面色苍白，口渴，小便不利，色黄，舌淡红苔薄白，脉浮。

【临证加减】感冒之重症可加连翘 10g、桂枝 10g、板蓝根 20g、紫花地丁 20g；若皮肤有紫癜或起红丘疹时可加防风 15g、荆芥 15g、蝉蜕 15g、浮萍 10g。

【来源】刘东亮．内科难治病的中医治疗．北京：人民军医出版社，1997：182

济生肾气汤

　　山药　生黄芪　车前子各 30g　熟地　山萸肉　当归　茯苓各 15g
丹皮　泽泻　牛膝　桂枝各 10g　附子 6g

【用法】水煎服，每天 2 次，每日 1 剂。

【功效】补肾健脾，利水消肿。

【适应证】**肾病综合征（脾肾阳虚，水湿内停证）**。症见：腰酸困，乏力，形寒畏冷，纳呆，双下肢水肿，按之没指，舌淡红，苔白厚，脉沉细。

【临证加减】水肿甚者加桑白皮、白茅根；腹胀纳差者加生薏苡仁、砂仁；大便干燥者加生大黄；肾阴虚阳亢者加知母、黄柏；面色苍白，神萎纳呆者加鹿角粉；面目红赤，痤疮者加五味消毒饮。

【疗效】68 例中完全缓解 19 例，好转 45 例，无效 4 例。近期总有效率 94%。

【来源】肖长丁. 济生肾气汤加减治疗肾病综合征 68 例. 陕西中医，1997，18 (4)：55

四蚕汤

蚕茧壳　僵蚕各 12g　蚕沙（包煎）15g　蝉蜕 4.5g

【用法】水煎服，每天 2 次，每日 1 剂。2 个月为一疗程。

【功效】祛风除湿。

【适应证】肾病综合征（风邪伤肾证）。

【临证加减】偏脾肾气虚，加党参、生黄芪、淮山药、茯苓；偏脾肾阳虚，加淡附子、仙灵脾、胡芦巴、补骨脂。

【疗效】四蚕汤组完全缓解 20 例（Ⅰ型 6 例，Ⅱ型 14 例），部分缓解 46 例（Ⅰ型 17 例，Ⅱ型 29 例），无效 14 例（Ⅰ型 1 例，Ⅱ型 13 例），总有效率 82.5%。

【来源】何立群. "四蚕汤"治疗肾病综合征的临床观察. 上海中医药杂志，1998，(10)：8 - 9

加减六玉汤

生地　茯苓　白术　泽泻　丹参各 12g　山萸肉 10g　山药 15g　黄芪 30g　防风 7g　桃仁 6g　红花 4g

【用法】水煎服，每天 2 次，每日 1 剂。2 个月为 1 个疗程。

【功效】益气补肾，活血化瘀。

【适应证】小儿难治性肾病综合征（脾肾气阴两虚，水瘀互结证）。

【临证加减】若有应用中、大剂量糖皮质激素治疗而出现颧红、盗汗、舌红、少苔、脉细数等肝肾阴虚症状者，加知母、黄柏、旱莲草、女贞子等；若激素减量后出现神疲、乏力、纳呆、便溏等脾虚者，加党参、补骨脂、薏苡仁、芡实等；若面色灰暗、舌有瘀斑等瘀血症状者，加益母草、川芎、泽兰、水蛭等；若撤除激素后出现畏寒肢冷、舌淡苔白等阳虚表观者，加淫羊藿、仙茅、附子、肉桂等。

【疗效】治疗 52 例，显效 28 例，有效 22 例，无效 2 例。总有效率达 96%。

【来源】罗振松. 加减六玉汤治疗小儿难治性肾病综合征 52 例. 四川中医, 1998, 16 (3): 36

🪷 脾肾双固汤

党参 12g　黄芪 30g　茯苓 15g　白术 12g　芡实 10g　猪苓 15g 泽泻 12g　生地 12g　当归 12g　丹参 18g　怀牛膝 12g　红花 9g　生益 母草 30g　石韦 12g

【用法】水煎服，每天 2 次，每日 1 剂。

【功效】滋阴益气，化瘀利水。

【适应证】**肾病综合征（脾肾气阴两虚证）**。症见：全身浮肿，或下肢浮肿较甚，按之如泥，腰膝酸软，头晕耳鸣，五心烦热或午后潮热或颜面烘热，身困乏力或腰痛，食后腹胀，心悸气短，舌质淡或边尖红，脉沉细。尿蛋白较高。

【临证加减】若血压增高者加钩藤 12g、石决明 30g（先煎）；血尿严重者加白茅根 30g、三七 3g；腰痛严重者加川续断 12g、狗脊 12g；大便秘结者加大黄 6~9g；尿蛋白持续不消者，重用黄芪、芡实。

【来源】张喜奎，杜治琴，杜治宏，等. 杜雨茂肾病临床经验及实验研究. 西安：世界图书出版公司, 1998: 145－147

🪷 育阴化瘀利水汤

生地 15g　山萸肉 9g　女贞子 12g　猪苓 15g　泽泻 12g　丹皮 9g 丹参 18g　红花 9g　生益母草 30g　小叶石韦 15g　黄芪 30g　知母 9g 萹蓄 20g

【用法】水煎服，每天 2 次，每日 1 剂。

【功效】滋阴益肾，化瘀利水，佐以清热。

【适应证】**肾病综合征（肾阴虚，水瘀交阻证）**。症见：全身肿或面部及下肢肿胀，头晕耳鸣，心烦少寐，咽干咽痛，面颧潮红，腰膝酸软，小便不利，少腹急胀，舌红而暗紫或见紫点，苔白，脉弦或沉弦而涩。

【临证加减】若瘀热较著，小便黄赤量少，尿中红细胞（＋＋）以上者，可酌加大蓟、小蓟各 15g、白茅根 30g、槐花 12g，以凉血清热止血；肝阳上亢，头胀或头晕头痛，心烦易怒，血压偏高者，酌加草决明 15g、钩藤 12g、黄芩 9g；精血不足，梦遗滑精，女子白带多质稀者，酌加金樱子 15g、芡实 20g；血热妄行，齿衄、鼻衄、皮肤紫斑者，加重丹皮为 12g，加槐米 12g，大蓟、小蓟各 15g，侧柏叶 15g。

【来源】张喜奎，杜治琴，杜治宏，等．杜雨茂肾病临床经验及实验研究．西安：世界图书出版公司，1998：147－148

🪷 温阳益气利水汤

制附子（先煎）9g　鹿衔草 20g　党参 15g　黄芪 40g　白术 12g　猪苓 15g　芡实 12g　小叶石韦 15g　红花 9g　鱼腥草 20g　知母 9g　萹蓄 20g

【用法】水煎服，每天 2 次，每日 1 剂。

【功效】温肾扶阳，补气健脾，佐以利水活血。

【适应证】**肾病综合征（脾肾阳虚水泛证）**。症见：全身高度浮肿，或下肢肿甚，按之凹陷，或兼胸水腹水，腰酸困而痛，困倦乏力，纳差便溏，气短，背部恶寒，四肢逆冷或足胫不温，面色㿠白，小便不利，舌体胖大苔白腻或薄白，脉沉细无力或沉弦。

【临证加减】若胸水、腹水者可加葶苈子 12g、沉香 3g、牵牛子 12g，待水肿消退后去葶苈子、牵牛子，以防过剂伤正；大便稀溏者加薏苡仁 30g；恶寒肢冷明显者加重附子用至 12g，再加干姜 8g 或桂枝 8g；肾上腺皮质激素（泼尼松）减量 30mg/日以下，可加巴戟天 12g、胡芦巴 10g；尿蛋白持续不降者，可加菟丝子 15g、炒金樱子 15g。

【来源】张喜奎，杜治琴，杜治宏，等．杜雨茂肾病临床经验及实验研究．西安：世界图书出版公司，1998：148－150

🪷 肾宁汤

巴豆 3～5 粒（经特别炮制成粉后用温开水冲服，不入汤药）　干姜 12g　附子 5g　肉桂 5g　柴胡 3g　山楂 50g　丹参 15g　益母草 10g

胡芦巴 3g

【用法】水煎服，每天 2 次，隔日或隔 2 日 1 剂。7 剂为 1 个疗程，视病情用药 3~5 个疗程。

【功效】温肾活血消水。

【适应证】小儿肾病综合征（脾肾阳虚，瘀水内停证）。

【疗效】治疗 56 例，完全缓解 41 例，基本缓解 8 例，部分缓解 7 例，总有效率 100%。

【来源】赵玉洁，王永红，仝爱华．肾宁汤治疗小儿肾病综合征．山东中医杂志，1998，17（6）：258

补阳还五汤

生黄芪 50g　当归尾　地龙　桃仁　红花各 10g　赤芍药　川芎各 15g

【用法】水煎服，每天 2 次，每日 1 剂。15 天为一疗程。

【功效】益气活血化瘀。

【适应证】肾病综合征（气虚血瘀证）。

【临证加减】气虚明显者加怀山药 30g；肾虚明显者加生地黄 10g、肉桂 10g、制附子 6g；水肿明显者加泽泻、猪苓各 10g。

【疗效】52 例中，痊愈 15 例，有效 31 例，无效 6 例。

【来源】贺庆华．补阳还五汤治疗肾病综合征 52 例．上海中医药杂志，2000，（1）：28

芪戟地黄汤

黄芪　巴戟天　熟地黄　山药各 10~30g　山萸肉　茯苓　泽泻　牡丹皮各 10g

【用法】水煎服，每天 2 次，每日 1 剂。2 个月为 1 个疗程。

【功效】益脾滋肾。

【适应证】小儿肾病综合征（脾肾两虚证）。

【临证加减】浮肿加猪苓、白术、车前草；血压高加夏枯草，钩藤；热毒盛加金银花、蒲公英；伴血尿加白茅根、仙鹤草、藕节；伴瘀血证加益母草、丹参。

【疗效】治疗34例,3个疗程后评定疗效。显效25例,有效6例,无效3例,总有效率91%。

【来源】方志明,李萍.芪戟地黄汤佐治小儿肾病综合征34例疗效观察.湖南中医学院学报,2000,20(1):69

🪷 无比山药丸

山药 肉苁蓉各20g 山萸肉 熟地 泽泻 杜仲 菟丝子 赤石脂 巴戟天 茯苓 怀牛膝 五味子各15g 黄芪30g

【用法】加水600ml,文火煎30分钟,取汁450ml,分3次口服,每次150ml,每天1剂。15天为一疗程。

【功效】补脾益肾,固涩下元。

【适应证】**非激素敏感性肾病综合征(脾肾虚弱,肾失封藏证)。**症见:面色无华,颜面及双下肢浮肿,腰膝酸软,怯冷形寒,小便短少,大便稀溏,舌体淡胖,苔薄白,脉沉细。

【临证加减】湿重者加葶苈子、椒目、大腹皮;热重者加黄柏、知母;有瘀者加丹参、益母草;阳虚者加仙灵脾;阴虚者加女贞子、旱莲草。

【疗效】完全缓解13例,部分缓解10例,无效3例,恶化1例,总有效率85.2%。

【来源】冯泽英,伍峰,蒋玉清,等.无比山药丸治疗非激素敏感性肾病综合征27例.浙江中医杂志,2000,(2):76

🪷 赤小豆泽兰汤

赤小豆30~60g 泽兰15g 益母草30g 连翘10g 车前子10~20g 青蒿10g 土茯苓15g 茵陈15g 木通10g 菟丝子10g 甘草3g

【用法】水煎服,每天2次,每日1剂。

【功效】化瘀利水,解毒清热。

【适应证】**肾病综合征(湿瘀热毒互结证)。**

【疗效】治疗30例,显效25例,有效4例,无效1例,总有效率

96.67%。

【来源】肖晖，朱湘生．赤小豆泽兰汤治疗肾病综合征 30 例临床分析．中国医师杂志，2001，3（7）：546－547

❀ 化浊保肾方

大黄　水蛭各 40g　明矾 10g　决明子 300g　山楂 150g

【用法】为成人 10 日量。将大黄、水蛭和明矾三药粉碎，过 120 目筛，装胶囊。每个胶囊含生药 0.5g。每服 6 粒，日 3 服，取决明子 30g，山楂 15g，水煎 2 遍，煎取药液 300ml，每服 100ml。日 3 次与上述胶囊同服。3 个月为一疗程。

同时服用泼尼松 1mg/（kg·d），每日饭后 1 次顿服连服 6～8 周，随后每周递减 5mg，每日量减至 10mg 时继续服用 3 个月后停药，全部疗程为 6～10 个月。

【功效】祛瘀化浊。

【适应证】**重症高血脂型肾病综合征（痰瘀内阻证）**。

【疗效】治疗 31 例，完全缓解 23 例，部分缓解 6 例，无效 2 例，总有效率 93.55%。

【来源】侯宗德．化浊保肾方配合激素治疗重症高血脂型肾病综合征 31 例观察．实用中医药杂志，2002，18（5）：24

❀ 康肾散

生黄芪　丹参（各等份）

【用法】每日口服康肾散 3 次，每次 10g，温开水冲服。60 天为一疗程。

【功效】益气化瘀。

【适应证】**肾病综合征（脾气虚，血行不利型）**。

【疗效】治疗 34 例，显效 22 例，有效 10 例，无效 2 例。总有效率 94.1%。

【来源】徐军建，杨萍，田翠霞．自拟康肾散治疗肾病综合征 34 例临床研究．现代中医药，2002，（5）：41－42

🪷 益肾健脾汤

生黄芪　潞党参　白茯苓　炒杜仲　巴戟天　制首乌　紫丹参　车前子（各药具体剂量随患者体重而调整，通常用量为 10～15g）

【用法】水煎服，每天 2 次，每日 1 剂。

【功效】益肾健脾。

【适应证】**肾病综合征（脾肾两虚证）。**

【疗效】32 例中完全缓解 18 例，显著缓解 9 例，部分缓解 3 例，无效 2 例，总有效率为 93.8%。

【来源】肖敬辉，肖琼芳. 益肾健脾汤治疗难治性肾病综合征 32 例疗效观察. 中医药通报，2002，1（5）：59-60

🪷 龙胆泻肝汤

龙胆草 16g　黄芩 9g　栀子 9g　泽泻 12g　车前子 9g　当归 10g　生地 10g　柴胡 10g　生甘草 6g

【用法】水煎服，每天 2 次，每日 1 剂。10 天为一疗程，疗程之间休息 3 天。

【功效】泻肝胆实火，清下焦湿热。

【适应证】**难治性肾病综合征（肝胆火旺，湿热下注型）。**症见：头痛，口苦，口干，小便淋浊等。

【临证加减】兼脾胃虚寒者加白术、干姜、茯苓；兼血瘀者加丹参、红花、桃仁；兼痰湿内盛者加陈皮、砂仁、竹沥；小便不利者加石韦、竹叶、茵陈蒿；兼阴虚内热者加黄柏、熟地、何首乌；尿血者加小蓟、蒲黄、仙鹤草。

【疗效】服药 2 个疗程后统计疗效。18 例中经治疗完全缓解者 11 例，部分缓解 5 例，无效 2 例。总缓解率为 88.9%。

【来源】方小南. 龙胆泻肝汤加减治疗难治性肾病综合征 18 例疗效观察. 中国中医基础医学杂志，2002，8（8）：60

🪷 豁痰化瘀方

生黄芪 60g　白术 15g　女贞子 30g　党参 20g　沙苑子 30g　菟丝

子 30g　丹参 30g　石菖蒲 10g　茯苓 15g　丹参 30g　川芎 15g　地龙 15g　僵蚕 15g

【用法】水煎服，每天 2 次，每日 1 剂。

【功效】健脾益肾，豁痰化瘀。

【适应证】**难治性肾病综合征（脾肾两虚，痰瘀互结证）。**

【临证加减】水肿加泽泻、猪苓；血尿加茅根、小蓟；糖尿加生地、玄参、天花粉；蛋白尿加石韦、荷叶，重用黄芪；肺感染加鱼腥草、黄芩；易感冒加白芍、防风；四肢不温加附子、干姜。

【疗效】中药组抗凝以缓而收功，除了有抗凝降尿蛋白作用外，其降血脂，升高密度脂蛋白之力优于华法林钠，且无出血倾向，因此在难治性肾病综合征治疗上中药组的优势较明显。

【来源】魏小荫. 豁痰化瘀方治疗难治性肾病综合征 48 例疗效观察. 社区中医药，2004，（9）：36

🪷 加味春泽汤

茯苓 24g　猪苓 12g　白术 12g　党参 15g　黄芪 15g　附子 6g　山药 15g　川牛膝 12g　薏苡仁 18g　车前子 18g　生地黄 12g　丹参 15g　炙甘草 5g

【用法】水煎服，每天 2 次，每日 1 剂。治疗 2 个月为 1 个疗程。

【功效】调阴阳，健脾肾，行气血，利水湿。

【适应证】**肾病综合征（脾肾两虚，水瘀互结证）。**

【临证加减】合并上呼吸道感染或泌尿系感染者，加金银花 15g、紫花地丁 12g、菊花 12g、蒲公英 15g；应用激素出现颜面潮红、痤疮等明显阴虚阳亢症状时，加生地黄 12g、知母 12g、黄柏 12g、炙甘草 6g；水肿较甚、畏寒怕冷或激素减量过程中出现阳气虚弱者，加附子 6g、黄芪 15g。

【疗效】观察 1 个疗程。Ⅰ型 14 例，完全缓解 12 例，基本缓解 2 例；Ⅱ型 31 例，完全缓解 23 例，基本缓解 8 例。

【来源】赵丽敏. 加味春泽汤治疗肾病综合征 45 例. 中医研究，2004，17（5）：47

🪷 猪苓汤加味

猪苓 12g~15g　茯苓 12~15g　泽泻 6g~9g　滑石 10g~15g（包

煎） 阿胶 8g~12g（烊化） 龟板胶 8g~12g（烊化） 知母 8g~12g

黄柏 8g~12g 竹叶 8g~15g 薏苡仁 20g~30g 芡实 6g~9g 山萸肉

6g~9g

【用法】水煎服，每天 2 次，每日 1 剂。同时配以肾内科常规对症治疗。

【功效】利水渗湿，滋阴降火，固精收敛。

【适应证】**肾病综合征（湿热伤阴，肾精不固证）。**

【疗效】治疗 21 例，显效 9 例，有效 11 例，无效 1 例，总有效率

95.24%。

【来源】赵润栓．猪苓汤加味治疗肾病综合征 21 例疗效观察．国医论坛，2005，20

(4)：8-9

疏凿饮子加减

泽泻 10g 赤小豆 30g 商陆 6g 羌活 10g 大腹皮 15g 椒目

木通各 6g 秦艽 10g 槟榔 15g 茯苓皮 20g

【用法】水煎服，每天 2 次，每日 1 剂。20 天为一疗程，超过 3 个疗程即

终止治疗。

【功效】表里分消。

【适应证】**肾病综合征（脾肺失宣，水湿内停证）。**症见：眼睑、头面、

四肢、腹背甚至全身浮肿，严重者还可以伴有胸水、腹水、小便少，苔黄腻，

脉濡数。

【临证加减】风水泛滥者，加防己 10g，葶苈子 6g；湿毒侵淫者，加银

花、连翘各 15g，紫花地丁 10g；水湿浸渍者，加茯苓、白术各 15g；湿热壅

盛者，加桑白皮、滑石各 10g，生甘草 4g。以上为成人剂量，儿童根据年龄适

当调整。

【疗效】共治疗 48 例，治愈 32 例，显效 9 例，有效 4 例，无效 3 例。总

有效率为 93.8%。

【来源】杨大赋．疏凿饮子加减治疗原发性肾病综合征 48 例．中医药学刊，2006，

24 (3)：525

桃红四物汤

红花 30g 桃仁 20g 赤芍 15g 当归 12g 熟地黄 15g 川芎 10g

泽兰 10g　白花蛇舌草 30g

【用法】水煎服，每天 2 次，每日 1 剂。

【功效】活血化瘀。

【适应证】**肾病综合征（水瘀互结证）**。

【临证加减】气虚者，加生黄芪 20g、太子参 15g；湿盛者，加车前子 30g（包煎）、滑石 20g（包煎）；水肿甚者，加大腹皮 30g、冬瓜皮 30g；阴虚者，加生地黄 15g、山茱萸 15g。

【疗效】治疗 40 例，完全缓解 24 例，部分缓解 13 例，无效 3 例，总有效率 92.5%。

【来源】白清. 桃红四物汤加减治疗原发性肾病综合征 40 例. 中医研究，2006，19（5）：36－37

🪷 益肾补阳还五汤

生黄芪 50g　当归尾　地龙各 10g　桃仁 15g　红花 10g　赤芍川芎各 15g

【用法】水煎服，每天 2 次，每日 1 剂。15 日为 1 个疗程。

【功效】益肾，补气，活血，通络。

【适应证】**肾病综合征（肾气虚，瘀血阻络证）**。症见：周身浮肿，面色苍白，倦怠乏力，气短懒言，小便量少，舌质淡黯，苔白，脉细涩。

【临证加减】气虚明显加山药 30g；肾虚明显加生地、肉桂各 10g，附子 6g；水肿明显加泽泻、猪苓各 10g。

【疗效】治疗 32 例，痊愈 16 例，有效 12 例，无效 4 例，总有效率 81%。

【来源】刘晓微. 益肾补阳还五汤治疗肾病综合征 32 例. 辽宁中医杂志，2006，33（3）：328

🪷 益肾健脾汤

生地黄 15～30g　山茱萸 10～15g　芡实 15～30g　黄芪 30～50g
蝉蜕 10～20g　炒白术 15～30g　薏苡仁 30～50g　山药 15～30g　菟丝子 15～30g　徐长卿 15～30g　白花蛇舌草 15～30g　丹参 15～30g　白茅根 30～50g　甘草 3～5g

【用法】水煎服，每天 2 次，每日 1 剂。30 日为 1 个疗程。

同时泼尼松片 30～50mg，每日 1 次口服（据病情递减），雷公藤多苷片 1～2 片，每日 3 次口服。

【功效】益肾健脾。

【适应证】**肾病综合征（脾肾不足证）。**

【疗效】治疗 30 例，完全缓解 16 例，基本缓解 8 例，部分缓解 5 例，无效 1 例。总有效率 96.67%。

【来源】李志孝，徐淑平，徐瑶. 益肾健脾汤治疗原发性肾病综合征 30 例. 河北中医，2006，28（1）：28

🪷 清热解毒活血汤

白花蛇舌草 30g　半枝莲 15g　金银花 15g　蒲公英 30g　黄芩 15g　山栀 15g　知母 20g　生地 24g　赤芍 15g　丹参 20g　红花 10g　当归 15g　陈皮 10g　黄芪 30g　太子参 12g　甘草 10g

【用法】每日 1 剂，水煎，分 2 次服。配合西药"三联方案"。

【功效】清热解毒，活血化瘀，养阴益气。

【适应证】**难治性肾病综合征（热盛血瘀证）。**

【疗效】患者 57 例，完全缓解 16 例，显著缓解 11 例，部分缓解 21 例，无效 9 例，总有效率 84.2%。

【来源】朱辟疆，韦先进，周逊，等. 清热解毒活血汤联合西药治疗难治性肾病综合征疗效观察. 中国中西医结合肾病杂志，2006，7（10）：586－588

🪷 益气化湿降浊汤

黄芪　泽泻各 30g　茯苓　白术　薏苡仁　白扁豆　白芍　牛膝　车前子　厚朴各 15g　当归　川芎各 12g

【用法】水煎服，每天 3 次，每日 1 剂。4 周为一疗程，共治疗 6 疗程。

【功效】益气化湿降浊。

【适应证】**激素抵抗型难治性肾病综合征（脾肾气虚，湿浊不化证）。**

【临证加减】脾肾阳虚型加熟附子 15g（先煎）、干姜 6g；脾肾气虚型加山药 15g、砂仁 6g；阴虚湿热型加生地黄、石斛各 15g；瘀水交阻型加丹参

30g、益母草 15g；风邪外袭型风寒重加麻黄、桂枝各 10g；热重加金银花、连翘各 15g。

【疗效】治疗 46 例，完全缓解 22 例，显著缓解 9 例，部分缓解 6 例，无效 9 例，总缓解率 80.43%。

【来源】罗雪冰，李良，刘南梅. 益气化湿降浊汤治疗激素抵抗型难治性肾病综合征 46 例疗效观察. 新中医，2007，39（7）：86 - 87

知柏地黄汤

知母 10g　川柏 10g　熟地黄 15g　茯苓 15g　泽泻 10g　山萸肉 10g　白芍 15g　丹皮 10g　黄芪 30g　桃仁 10g　红花 10g　川芎 10g　益母草 20g

【用法】水煎服，每天 2 次，每日 1 剂。同时西医激素常规治疗。

【功效】滋阴清热，活血利水。

【适应证】**肾病综合征（肾阴虚，水瘀热互结证）**。

【临证加减】若有贫血者加阿胶、当归；高血压者加牛膝、钩藤；纳差者加莱菔子、焦三仙。

【疗效】治疗 24 例，完全缓解 18 例，部分缓解 4 例，无效 2 例，总有效率为 91.7%。

【来源】李琼. 知柏地黄汤配合激素治疗原发性肾病综合征 24 例体会. 云南中医中药杂志，2008，29（5）：36

加味补中益气汤

生黄芪 30g　党参 15g　生白术 15g　陈皮 6g　当归 5g　升麻 3g　柴胡 3g　猪苓 12g　水蛭 10g　益母草 15g　芡实 15g　炙甘草 5g

【用法】水煎服，每天 2 次，每日 1 剂。2 个月为 1 个疗程。

【功效】益气活血，固摄精微。

【适应证】**肾病综合征（脾肾气虚，血脉瘀阻证）**。

【疗效】治疗 35 例，完全缓解 8 例，显著缓解 12 例，部分缓解 10 例，无效 5 例。总有效率为 85.7%。

【来源】张慧明. 加味补中益气汤治疗肾病综合征 35 例临床观察. 中医药导报，

2008, 14 (6): 48 - 52

🌸 血府逐瘀汤加减

桃仁 15g　红花 10g　当归 10g　川芎 15g　生地 15g　枳壳 10g
柴胡 10g　甘草 5g　黄芪 15g　丹参 15g

【用法】水煎服，每天 2 次，每日 1 剂。同时给予泼尼松片 1mg/（kg·
d）口服，治疗使用激素 8 周无效者，加用环磷酰胺。

【功效】解气分郁结，行血分瘀滞。

【适应证】肾病综合征（气血瘀滞证）。

【来源】杨国忠. 血府逐瘀汤加减治疗肾病综合征高凝血症 27 例. 中国煤炭工业医
学杂志，2008，11 (11): 1773

🌸 保肾汤

生黄芪　丹参　泽泻　泽兰　益母草　旱莲草　茜草各 30g　赤
芍　淮山药　生白术　当归各 15g　川芎　红花各 15g　三七末 3g
（冲服）

【用法】水煎服，每天 2 次，每日 1 剂。

【功效】活血化瘀行水。

【适应证】肾病综合征（水瘀互结证）。

【临证加减】阴虚火旺者加生地 20g、地骨皮 15g；阳虚者加淫羊藿 15g、
补骨脂 12g；水肿者加车前子 30g、冬瓜皮 30g；血尿明显者加牡丹皮 15g、白
茅根 30g。

【疗效】治疗 60 例，完全缓解 28 例，部分缓解 26 例，无效 6 例。总有
效率为 89.99%。

【来源】王宇铎. 自拟保肾汤治疗肾病综合征 60 例临床观察. 医学信息，2009，1
(10): 131

🌸 健脾益肾祛瘀汤

党参 10g　白术 15g　茯苓 12g　淮山药 10g　莲肉 9g　补骨脂 15g
菟丝子 10g　鹿角胶 6g　山楂 10g　没药 6g　五灵脂 6g　豆蔻 6g　泽

泻 12g　金樱子 9g　枸杞子 10g

【用法】水煎服，每天 2 次，每日 1 剂。连服 3 周。

【功效】健脾益肾，祛瘀利水。

【适应证】**肾病综合征（脾肾阳虚，瘀水互结证）**。症见：浮肿明显，面色白，畏寒肢冷，腰酸痛或胫酸腿软，足跟痛，神疲，纳呆或便溏，性功能失常（遗精、阳痿、早泄）或月经失调，舌嫩淡胖，有齿印，脉沉细或沉迟无力。

【疗效】治疗 62 例，完全缓解 11 例，基本缓解 21 例，部分缓解 22，无效 8 例。总有效率为 87.1%。

【来源】周珂，龙华君，旷惠桃. 健脾益肾祛瘀汤对 62 例原发性肾病综合征患者临床疗效观察. 中国民族民间医药，2009，(19)：92

❧ 芪苓汤

黄芪 30g　白术 20g　茯苓 20g　女贞子 15g　旱莲草 20g　芡实 20g　覆盆子 20g　石莲子 15g　丹参 15g　川牛膝 15g　杜仲炭 15g　甘草 15g

【用法】水煎服，每天 2 次，每日 1 剂。8 周为 1 个疗程。

【功效】健脾补肾，升清化浊，利水祛湿化瘀。

【适应证】**肾病综合征（脾肾阳虚证）**。

【疗效】治疗 31 例，临床痊愈 5 例，显效 9 例，有效 13 例，无效 4 例，总有效率 87.1%。

【来源】滕晶，孟国玮. 芪苓汤治疗脾肾两虚型原发性肾病综合征的临床研究. 世界中西医结合杂志，2009，4（4）：271-273

❧ 潜阳封髓丹

砂仁 6g　黄柏 10g　附子 15g（先煎）　炙龟板 15g（先煎）　炙甘草 6g

【用法】水煎服，每天 2 次，每日 1 剂。15 天为 1 个疗程，连服 2 个疗程。

【功效】温肾助阳，引火归元。

【适应证】肾病综合征（脾肾阳虚，火不归元证）。

【临证加减】阴虚者减附子，加麦冬 15g、生地黄 15g；湿热型加龙胆草 10g、车前子 20g；脾虚水湿浸渍加茯苓 15g、薏苡仁 15g；阳虚型加肉桂 10g、干姜 15g。

【疗效】治疗 30 例，显效 12 例，有效 15 例，无效 3 例。总有效率 90%。

【来源】郑集元．潜阳封髓丹治疗原发性肾病综合征 36 例临床观察．中国医药导报，2009，6（32）：145－146

益气固肾汤

党参 20g　黄芪 20g　白术 20g　山药 20g　防风 15g　菟丝子 15g 芡实 15g　金樱子 15g　丹参 15g　益母草 15g　红花 10g　茯苓 20g 泽泻 20g

【用法】水煎服，每天 2 次，每日 1 剂。

【功效】益气固肾，活血祛瘀，利水消肿。

【适应证】肾病综合征（脾肾失摄，水瘀内结证）。症见：腰以下肿甚，按之凹陷不起，尿量减少，腰膝酸冷，神疲乏力，肢体畏寒，脘腹胀闷，食欲不振，舌淡胖，边有齿痕，苔白，脉沉迟无力。

【临证加减】气虚明显者党参、黄芪加量；瘀血明显者加当归、川芎等；肾阴虚明显者加生地、枸杞子；肾阳虚明显者加肉桂、炙附子（先煎）或补骨脂、肉苁蓉等；水肿明显者加车前子（包煎）、猪苓等；蛋白尿明显者芡实、金樱子加量，并加用桑螵蛸；腰痛者加杜仲、怀牛膝等。

【疗效】36 例中，完全缓解 25 例，部分缓解 8 例，无效 3 例。总有效率 91.1%。

【来源】韩秀芬．自拟益气固肾汤治疗肾病综合征 36 例．中国中医药，2010，8（85）：25－26

玉屏风散

黄芪　防风各 5g　白术 10g

【用法】水煎服，每天 2 次，每日 1 剂。同时加常规激素治疗。

【功效】益气固表。

【适应证】**肾病综合征（脾肺气虚证）**。症见：全身浮肿，气短乏力，表虚自汗，易感风邪，舌淡，苔薄白，脉虚数。

【疗效】治疗 35 例，完全缓解 17 例，基本缓解 11 例，有效 5 例，无效 2 例。有效率 95%。

【来源】程孝雨．玉屏风散治疗原发性肾病综合征 35 例疗效观察．云南中医中药杂志，2010，31（7）：20

温肾消白汤

生黄芪　丹参　怀牛膝各 30g　太子参　沙菀子　菟丝子　茯苓
芡实　金樱子　银花　川续断各 20g　仙灵脾　青风藤各 15g　当归
白术　黄芩各 12g　紫河车 6g

【用法】水煎服，每天 2 次，每日 1 剂。连服 60 天。

【功效】温补肾阳，健脾益气，活血化瘀。

【适应证】**肾病综合征蛋白尿（脾肾阳虚，肾络瘀阻证）**。症见：面浮肢肿，畏寒肢冷，腰酸膝软，神疲乏力，脘闷纳呆，睡眠欠佳，小便清长，大便溏稀，舌暗淡或胖或有瘀点，苔腻或有齿痕，脉细弱或细滑。

【疗效】治疗后 24 小时尿蛋白明显降低，差异较显著（$P < 0.01$），有统计学意义；BUN、Scr 降低差异显著（$P < 0.05$），有统计学意义。

【来源】李素婷．温肾消白汤治疗肾病综合征蛋白尿的疗效观察．中国医药指南，2010，8（3）：76 – 77

金锁固肾汤

熟地 20g　太子参 20g　山萸肉 15g　山药 20g　当归 20g　黄芪
50g　党参 20g　炒白术 15g　巴戟天 15g　补骨脂 10g　车前子 30g
丹参 20g　芡实 15g　莲须 10g　沙苑蒺藜 10g　牛膝 15g　蜂房 10g
茯苓 30g　泽泻 15g　甘草 10g

【用法】水煎服，每天 2 次，每日 1 剂。

【功效】补肾益脾，固肾摄精，利尿消肿，祛瘀化痰。

【适应证】**肾病综合征（脾肾两虚、精关不固证）**。

【临证加减】每位病人常规应用肾上腺皮质激素泼尼松足量口服，逐渐递减。

同时用僵蚕研末，每次1.5g，每日3次吞服。另外，尿蛋白增加，加升麻10g、益智仁10g、菟丝子20g、金樱子15g；血脂高，尿有浮游脂状物，加制首乌10g、生山楂15g；血压高可加煅龙骨30g、煅牡蛎30g；咽喉红肿疼痛加金银花15g、连翘15g、蚤休30g。

【来源】荣玉忠. 金锁固肾汤加减治疗肾病综合征12例. 中国保健, 2010, 18 (10)：111－112

🪷 加减参苓白术散

白参10g（兑服） 茯苓15g 生白术15g 淮山药15g 白莲肉20g 芡实15g 紫苏叶6g（后下） 蝉蜕6g 丹参20g 益母草20g 陈皮6g 炙甘草6g

【用法】水煎服，每天2次，每日1剂。治疗2个月为1个疗程。

【功效】健脾益肾，活血利水，固摄精微。

【适应证】**肾病综合征（脾肾不足，水湿内停证）**。症见：面浮肢肿，面色无华，少气乏力，纳差或便溏，腰脊酸痛或胫酸腿软，舌淡有齿印，苔白润，脉细弱或沉细。

【临证加减】每日服用水煮鸡蛋1个。

【疗效】1个疗程后，完全缓解5例，显著缓解12例，部分缓解9例，无效6例。总有效率81.3%。

【来源】陈跃飞，谢冰，蔡奕. 加减参苓白术散治疗肾病综合征32例. 中国中医药, 2010, 8 (13)：120

🪷 小柴胡汤加味

柴胡10g 黄芩10g 法半夏10g 党参15g 炒白术15g 茯苓30g 猪苓15g 白花蛇舌草30g 炙水蛭3g 生黄芪30g 白茅根30g 益母草20g 茜草10g 炙甘草3g

【用法】水煎服，每天2次，每日1剂。

如原服用激素则继续服用并逐渐减量直至停服，如未服用激素以纯中药治疗。

【功效】疏肝解郁，扶正化湿，活血利水。

【适应证】原发性肾病综合征（气机郁滞，水湿内停型）。

【疗效】治疗60例，完全缓解45例，部分缓解11例，无效4例。总有效率93.3%。

【来源】夏建华. 小柴胡汤加味治疗原发性肾病综合征60例. 山东中医杂志，2010，29（3）：159－160

温肾化瘀利水汤

知母15g　生地15g　白术15g　川芎15g　党参30g　茯苓10g　黄芪30g　当归15g　丹参30g　三七粉6g（冲服）　冬虫夏草3g（冲服）　益母草15g　甘草6g

【用法】每日1剂，水煎，分3次服。同时配合西药治疗：泼尼松1mg（kg·d）清晨顿服，每天总量最大80mg；潘生丁25～100mg/次，日3次，以及其他对症治疗。

【功效】健脾温肾，固精利水。

【适应证】原发性肾病综合征表现为顽固性水肿者（瘀水互结证）。

【临证加减】水肿加猪苓15g、泽泻15g；湿热蕴结加黄柏15g、苍术10g、薏苡仁30g；肾气虚加菟丝子15g、益智仁15g、杜仲15g、桑寄生30g；肾阳虚加制附子10g（先煎）、肉桂（后下）10g；肾阴虚加黄柏15g、知母15g、枸杞子15g。

【疗效】本组30例，完全缓解11例，部分缓解17例，无效2例，复发2例，总有效率为93.3%。

【来源】林道增. 自拟温肾化瘀利水汤治疗原发性肾病综合征30例临床观察. 中医药导报，2011，（9）：35－37

麻黄连翘赤小豆汤

麻黄6g　连翘心15g　赤小豆15g　白术15g　茯苓15g　猪苓15g　白茅根15g　芦根15g　白花蛇舌草30g　柴胡10g　银花10g　泽兰12g

【用法】水煎服，每天2次，每日1剂。

123

【功效】疏风清热，宣肺利水。

【适应证】**肾病综合征（阳水证）**。

【来源】黄树庆．周恩庆主任医师辨证治疗肾病综合征经验总结．内蒙古中医药，2011，（15）：62

🪷 补肾健脾启源汤

　　龙葵15g　车前子30g　半边莲15g　益母草30g　黄芪15g　白术15g　茯苓30g　熟地15g　山萸肉12g　巴戟天10g　山药30g

【用法】水煎服，每天2次，每日1剂。30天为一疗程。

【功效】温肾健脾，清热解毒，化瘀利水。

【适应证】**肾病综合征（脾肾不足，湿热瘀毒互结证）**。症见：面部及下肢浮肿，按之凹陷，自觉头晕乏力，腰膝酸痛，小便量少，舌体胖，舌边有齿痕及瘀点，舌质暗红，苔黄厚。

【临证加减】五心烦热者加黄柏、地骨皮各10g；口舌干燥，舌红少苔者加生地、麦冬各15g；腰膝酸痛重者加杜仲、牛膝各10g；倦怠乏力明显者加太子参20g；肢冷畏寒者加炮附子10g（先煎）。

【来源】王义霞，郝效芬，李志强．自拟补肾健脾启源汤治疗肾病综合征的体会．健康必读杂志，2011，（5）：304

第二节　外用方

🪷 隔姜灸

　　水肿期：水分（泻法）　气海（泻法）　关元（补法）。

　　无肿期：A. 气海　关元　右带脉（均用补法）　B. 双肾俞、左带脉（均用补法）。A、B两组交替应用。

【用法】用鲜生姜切成厚0.1cm，直径0.8cm的薄片，中间用针刺3～4孔放置在穴位皮肤上。将艾绒捻成黄豆大的艾炷（中壮）放在姜片上燃烧，待到炷焰欲尽时，施泻法即把艾炷移掉，施补法即用火柴盒（他物也可）对准炷焰盖压半分钟，俟余焰热感继续透入穴内。每次每穴灸 5 壮，隔日 1 次，连续 15 次为一疗程，每疗程终了停灸 5 天。灸后穴周潮红，穴中起泡，可用消毒纱布复盖胶布固定。

同时配用中药：①水肿期处方：麻黄 9g，杏仁 9g，陈皮 9g，桑白皮 12g，枳实 12g，厚朴 9g，大腹皮 12g，茯苓皮 15g。偏湿热口苦，尿浑浊，苔黄腻者加连翘 15g、赤小豆 15g、黑栀子 9g、茅根 15g；偏虚寒口淡，肢不温，舌淡苔白加炮附子 15g、细辛 3g、干姜 6g。

②无肿期处方：党参 15g，白术 9g，茯苓 12g，甘草 3g，陈皮 9g，葛根 9g，升麻 9g，柴胡 6g，黄精 15g，淮山药 15g，莲子肉 15g。

【功效】益气固精，调畅气机。

【适应证】成人肾病综合征。

【疗效】治疗 54 例，完全缓解 34 例，基本缓解 8 例，部分缓解 9 例，无效 3 例。总有效率为 94%。

【来源】陈永明．隔姜灸为主治疗成人肾病综合征．中国针灸，1993，(5)：9

🪷 敷脐妙法

煅二丑　煅猪牙皂各 8g　木香　沉香　乳香　没药各 9g　琥珀 3g

【用法】将上药混合共研成细末，混合均匀，贮瓶密封备用。同时取药末适量，用温开水调和成稠膏状，敷于患者肚脐上，纱布覆盖，胶布固定。每日换药 1 次，8～10 次为一疗程。

【适应证】肾病综合征水肿。

【来源】马汴梁．敷脐妙法治百病．北京：人民军医出版社，2009：113

🪷 地龙饼穴位贴

地龙　猪苓　大黄　甘草　黄芪各 10g

【用法】上药研成细末，以 80～100 目细筛筛过，取药粉适量，用姜汁调成糊状，用敷贴胶布予神阙穴贴敷，每晚睡时贴敷，晨时去掉。14 天为 1 个疗程。同时配以常规肾内科治疗。

【功效】通经活血，利水消肿。

【适应证】肾病综合征（水热互结证）。

【疗效】治疗45例，完全缓解25例，显效15例，有效4例，无效1例。总有效率97%。

【来源】张玉华，刘献华，陈永华．中药穴位贴敷治疗肾病综合征的效果观察．中国社区医师，2012，29（326）：177

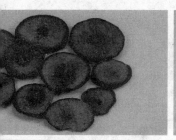
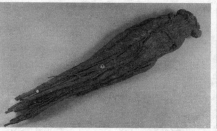
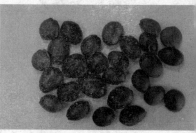

第五章
过敏性紫癜性肾炎

过敏性紫癜是一种以小血管炎为主要病变的血管炎综合征，免疫荧光显示受累血管壁有 IgA 为主的免疫复合物沉积，此外，血管内凝血机制也参与了发病过程。过敏性紫癜可以有多种原因引起，比如感染、药物、食物及花粉过敏等。过敏性紫癜引起的肾脏损害称为过敏性紫癜性肾炎，此疾病为常见病多发病，部分患者会转变为慢性肾炎，肾病综合征，甚至出现慢性肾衰竭。

过敏性紫癜在中医学归属于"肌衄"、"斑疹"、"尿血"、"葡萄疫"等范畴。早在东汉张仲景的《金匮要略》就有提到关于紫癜的表现："面赤斑斑如锦纹"之说。历代医家认为本病多为素体有热，外邪侵袭，内扰血分，蕴而生热，热迫血妄行，外溢肌肤而发紫癜，内渗伤及肾络则为尿血；或热邪灼伤津液，阴津耗伤而成阴虚发热，虚热扰动血分，而导致血液外渗而成瘀证；或由于患者素体虚弱，加上外邪侵扰，内外夹击，气虚则摄血无力，血液不循常道，外渗而致瘀。病久必损伤脾肾阳气，脾失统血，肾失统摄，而出现蛋白尿、血尿；或瘀血不能消除，瘀血阻滞脉络，新血无法畅行，而成新的瘀血；故本虚标实是本病的临床特点。

🪷 四草汤加味

水牛角50g　仙鹤草　益母草　白茅根各30g　紫草　茜草　女贞子　连翘各15g　三七6g　琥珀1.5g（冲）　防风　甘草各10g

【用法】水煎服，每天2次，每日1剂。

【功效】凉血止血，解毒化瘀。

【适应证】**过敏性紫癜性肾炎（瘀热内结证）**。症见：皮肤紫癜，伴腹痛，腰痛，乏力，口渴，心烦，血尿，尿黄而少，面色红，舌暗红，苔黄，脉弦滑。

【临证加减】阴虚血热明显者加生地20g、丹皮10g；风毒甚加蝉蜕30g，大青叶、白花蛇舌草各20g；脾气虚加黄芪20g、山药15g；血压高者加夏枯草、牡蛎各20g；腰痛著者加牛膝、杜仲各15g；水肿加猪苓、防己各10g；蛋白难消者加王不留行、覆盆子各20g，芡实15g，同时酌加补气药；关节痛加秦艽15g；发热咽痛加玄参、僵蚕各15g。

【疗效】42例中痊愈33例，好转5例，无效4例。

【来源】李增奎，张兴玲，胡光前. 四草汤加味治疗过敏性紫癜性肾炎42例. 中国民间疗法，1998，（3）：50

🪷 清热凉血方

生地8g　丹皮8g　赤芍8g　女贞子12g　旱莲草12g　丹参20g　小蓟20g　白茅根20g　石韦20g　薏苡仁20g　杜仲10g　砂仁5g（后下）　陈皮8g　银花20g　黄芩8g　车前子20g（包煎）

【用法】水煎服，每天2次，每日1剂。

【功效】清热滋阴凉血。

【适应证】**过敏性紫癜性肾炎（热毒内蕴，阴虚挟瘀证）**。症见：四肢出血性皮疹、对称分布、压之不褪色，腹痛，颜面及下肢浮肿，口干，咽痒，手足心热，腰困，尿如茶色反复发作，尿色深黄，舌红、苔薄黄，舌底脉络暗红，脉细数。

【来源】高继宁，李宜放，朱彩云. 孙郁芝治疗过敏性紫癜性肾炎思路探讨. 山西

中医, 2000, 16 (4): 41

益气活血汤

黄芪60g　丹参　小蓟各30g　紫草20g　当归　地龙　乌梅炭
生地　白芍　桃仁各12g　红花　川芎各6g

【用法】水煎服, 每天2次, 每日1剂。2个月为一疗程。

【功效】益气活血化瘀。

【适应证】**过敏性紫癜性肾炎（气虚血瘀证）**。症见: 紫癜颜色淡红或消退, 纳差乏力, 小便短少, 浮肿, 舌淡苔白, 脉细涩。

【临证加减】伴小便黄赤或尿色鲜红、紫癜颜色鲜红或深红、口渴、舌红苔黄、脉数等血热症状者, 加丹皮12g, 白茅根30g; 伴小便短少、浮肿、紫癜颜色淡红或消退、纳差乏力、舌淡苔白、脉细弱无力等气虚症状者, 加太子参30g、茯苓20g; 伴小便黄少或赤、紫癜颜色暗红或青紫或消退、五心烦热、舌红少苔、脉细数等阴虚症状者, 加旱莲草30g、枸杞子20g。

【疗效】完全缓解17例, 显效15例, 有效7例, 无效3例。总有效率为92.9%。

【来源】彭暾. 益气活血汤治疗过敏性紫癜性肾炎42例. 四川中医, 2002, 20 (5): 38

龙胆泻肝汤合逍遥散加减

龙胆草　柴胡各6g　焦山栀　黄芩　泽泻　赤芍　当归　苍术
生蒲黄（包煎）各10g　车前草　白茅根　茯苓各15g

【用法】水煎服, 每天2次, 每日1剂。

【功效】疏肝活血, 清热利湿。

【适应证】**过敏性紫癜性肾炎（肝失疏泄, 湿热蕴结证）**。症见: 皮肤紫癜, 以大腿内侧为甚, 晨起眼睑浮肿, 颜面红赤, 心烦易怒, 口苦纳呆, 关节疼痛, 大便不爽, 小便黄赤, 舌质红、苔黄腻, 脉弦数。

【疗效】服7剂后复诊, 浮肿消退, 紫癜减退, 实验室检查均正常。再以前方继服7剂, 随访半年未复发。

【来源】姜黎平. 过敏性紫癜性肾炎从肝论治举隅. 浙江中医杂志, 2002,

(10)：442

🪷 犀角地黄汤加味

水牛角　白茅根　白花蛇舌草　仙鹤草　荷苞草各30g　生地15g
赤芍　丹皮　大蓟　小蓟各10g　紫草20g　甘草5g

【用法】水煎服，每天2次，每日1剂。15天为一疗程，治疗1～3个疗程。治疗期间停用其他药物。

【功效】清热解毒，凉血止血。

【适应证】**过敏性紫癜性肾炎（血热内蕴，迫血妄行证）**。症见：四肢皮肤呈散在性出血点，颜面红赤，有轻度关节疼痛，纳差，尿少色赤，舌红少苔，脉数。

【疗效】65例中，显效50例，有效12例，无效3例，总有效率为95.4%。

【来源】方德利．犀角地黄汤加味治疗过敏性紫癜性肾炎65例．实用中医药杂志，2003，19（2）：74

🪷 益肾凉血化瘀汤

生地30g　女贞子　旱莲草各12g　大蓟　小蓟　藕节　蒲黄　丹皮　茜草根　炒山栀　甘草各8～10g　茯苓　泽泻　山萸肉各10～12g

【用法】水煎服，每天2次，每日1剂。

【功效】益肾凉血化瘀。

【适应证】**过敏性紫癜性肾炎（阴虚血热血瘀证）**。症见：斑点、斑块对称发生，分批出现，压之不褪色，偶痒，尿时无疼痛，伴手足心热、心烦、盗汗、口渴欲饮。舌红少苔，脉细数。

【临证加减】伴咽痛，加板蓝根15g、连翘15g；伴关节痛，加仙鹤草12；伴皮肤痒，加蝉蜕10g、白鲜皮12g；伴腹痛，加赤芍10～18g；伴浮肿，合用猪苓汤；斑点、斑块反复发作，加赤小豆15g、知母12g；夹有湿浊，加生薏仁米25g、芡实10g；阴虚明显，加阿胶10g、龟板10g、玄参10g，以养阴清热止血；瘀证明显，加丹参12～18g。

【疗效】治疗组 38 例，临床治愈 28 例，基本缓解 6 例，无效 4 例。总有效率 89.5%。

【来源】檀虎亮. 自拟益肾凉血化瘀汤治疗过敏性紫癜性肾炎 38 例. 中医药临床杂志，2004，16（1）：71

益气活血汤

黄芪 薏苡仁 生地 丹参 太子参各 15g 茯苓 白术 旱莲草 当归 川芎 紫草 柴胡各 10g 三七粉（冲）1g

【用法】水煎服，每天 2 次，每日 1 剂。30 天为 1 个疗程，共治疗 2 个疗程。

【功效】益气活血化瘀。

【适应证】**过敏性紫癜性肾炎（气虚血瘀证）**。症见：紫癜颜色淡红或消退，纳差乏力，小便短少，浮肿，舌淡苔白，脉细涩。

【临证加减】反复发作者加丹皮 10g；单纯性血尿者加大、小蓟各 10g，茅根 15g；有蛋白尿者加六月雪、糯稻根各 10g；口干、口苦伴屡发咽喉肿痛者加金银花 15g、牛蒡子 10g；大便秘结者加大黄 6g；病程较长者加芡实、牛膝各 10g；关节疼痛者加地龙、秦艽各 10g；腰痛者加杜仲 10g。

【疗效】完全缓解 28 例，显效 25 例，有效 9 例，无效 4 例，总有效率为 93.9%。

【来源】李良，罗雪冰. 益气活血汤治疗过敏性紫癜性肾炎 66 例. 湖北中医杂志，2004，26（8）：44-45

紫丹益肾汤

紫草 黄芩 丹皮 蝉蜕各 9g 丹参 连翘 半边莲 川芎 小蓟 茜草各 15g 大黄 6g

【用法】水煎服，每天 2 次，每日 1 剂。

【功效】清热解毒，凉血消斑。

【适应证】**过敏性紫癜性肾炎（热毒伤络，瘀血内停证）**。症见：对称性紫斑、色红，浮肿，腰痛，口渴，烦热，舌质红，边有瘀点，脉细数。

【临证加减】血尿明显者加白茅根 30g、琥珀 3g；蛋白尿明显者加金樱

子、茨实各 15g；有水肿者加车前子、泽泻各 15g；有关节疼痛者加羌活 12g、
忍冬藤 15g；伴腹痛者加白芍 15g、甘草 3g。

【疗效】治疗组 40 例，临床治愈 21 例，有效 17 例，无效 2 例。总有效
率 95%。

【来源】孙虎生. 紫丹益肾汤治疗过敏性紫癜性肾炎 40 例. 陕西中医，2005，26
（12）：1290 – 1291

🌸 益母化斑汤

益母草 30g　水牛角 10g　生地 10g　丹皮 10g　赤芍 10g　栀子
10g　怀牛膝 10g　知母 10g　石膏 20g　金银花 10g　连翘 10g　薄荷
5g　石韦 30g

【用法】水煎服，每天 2 次，每日 1 剂。

【功效】清热凉血，活血散瘀，少佐利水。

【适应证】**过敏性紫癜性肾炎（血热妄行，水湿内停证）**。症见：双下肢
膝以下紫癜，色鲜红，压之不褪色，咽微红，眼睑轻度浮肿，舌质偏红，苔
薄黄，脉浮数等。

【临证加减】咽痛甚者加板蓝根 30g、山豆根 10g；皮肤瘙痒者加蝉蜕
10g、荆芥穗 10g；肉眼见血尿者加白茅根 20g；水肿较明显者加玉米须 10g；
水肿消退而尿蛋白不消失者加黄芪 30g、三七粉 5g（冲服）。

【疗效】上方水煎服，最少 20 剂，最多 60 剂。每周化验血、尿常规 1
次。治疗 20 例，18 例痊愈，2 例有效。

【来源】薛孝明，姬存栓. 益母化斑汤治疗小儿紫癜性肾炎 20 例. 现代中医药，
2006，26（1）：32

🌸 清热凉血化瘀方

蝉蜕　丹皮　黄芩　紫草各 9g　金银花　菊花　连翘　小蓟　茜
草　川芎　丹参 15g

【用法】水煎服，每天 2 次，每日 1 剂。

【功效】疏风清热，凉血解毒，活血化瘀。

【适应证】**过敏性紫癜性肾炎（湿热瘀血内蕴证）**。症见：皮肤紫癜紫红

或鲜红，出没较快，身红面赤，或身痒，咽喉肿痛，尿赤便干，舌质红或舌尖有瘀点，苔黄，脉数。

【临证加减】蛋白尿明显者加金樱子、芡实各 15g；血尿明显者加白茅根 20g、琥珀 3g；有关节疼痛者加白芷 9g、独活 12g；伴有腹痛者加白芍 15g、元胡 9g；有便血者加血余炭、蒲黄炭各 9g。

【疗效】治疗 45 例，临床治愈 22 例，有效 20 例，无效 3 例。总有效率 94%。

【来源】周雁蓉. 清热凉血化瘀法治疗小儿过敏性紫癜性肾炎 45 例. 时珍国医国药，2007，18（12）：3105－3106

解毒化瘀汤

　　黄芩 10g　金银花 15g　连翘 10g　生地 10g　丹皮 10g　紫草 15g　丹参 10g　白茅根 30g　蝉蜕 10g　茜草 10g

【用法】水煎服，每天 2 次，每日 1 剂。

【功效】清热解毒疏风，化瘀凉血止血。

【适应证】过敏性紫癜性肾炎（热毒血瘀证）。症见：咽喉肿痛，皮肤紫斑，色红，口干，尿血，或小便黄赤，大便结，舌红，苔黄，脉弦数或滑数。

【临证加减】肉眼血尿者加大蓟 10g、小蓟 10g、三七粉（冲服）2g；水肿明显者加玉米须 10g、大腹皮 10g；肿消而尿蛋白不消加益母草 10g、芡实 12g；腹痛明显者加元胡 10g、白芍 10g、广木香 3g；关节痛者加秦艽 10g、忍冬藤 15g。

【疗效】治疗 36 例，总疗程 8 周。痊愈 21 例，有效 13 例，无效 2 例。总有效率 94.4%。

【来源】王建玲，罗国兴. 解毒化瘀汤治疗过敏性紫癜性肾炎临床观察. 中华中医药学刊，2007，25（12）：2655－2656

消斑汤

　　黄芪 15g　泽泻 10g　当归 10g　生地黄 12g　赤芍 10g　牡丹皮 10g　蒲公英 10g　板蓝根 10g　蝉蜕 10g　防风 9g　甘草 5g

【用法】水煎服，每天 2 次，每日 1 剂。

【功效】清热解毒，活血化瘀，益气祛风。

【适应证】**过敏性紫癜性肾炎（气虚血瘀证）**。症见：紫癜颜色淡红或消退，纳差，乏力，身痒，小便短少，浮肿，舌淡苔白，脉细涩。

【疗效】治疗组45例，临床治愈13例，基本缓解17例，有效7例，无效8例。总有效率82.22%。

【来源】王惠娟.自拟消斑汤治疗小儿过敏性紫癜性肾炎临床观察.河南中医学院学报，2008，23（5）：67-68

🪷 益气养阴化瘀汤

黄芪30g　太子参10g　生益母草30g　石韦15g　生地12g　丹皮10g　连翘12g　金银花20g　白茅根30g　丹参18g

【用法】水煎服，每天2次，每日1剂。

同时来氟米特始用量为50mg，晨起顿服；3天后改为30mg，晨起顿服；1个月后改为20mg顿服。服用5个月。

【功效】益气养阴，活血化瘀。

【适应证】**过敏性紫癜性肾炎（气阴两虚，瘀血内阻证）**。症见：紫斑反复发作、色暗红，疲倦乏力，气短，颜面烘热，心烦失眠，咽干口燥或口苦，手足心热，尿短色黄，大便干结，腰酸遗精及女子月事不调，舌淡暗，少津，脉虚细而数。

【临证加减】尿常规红细胞在（＋＋）以上或见肉眼血尿者，加仙鹤草、槐米、地榆各15g、三七3g；高度水肿者，加大腹皮、葶苈子、茯苓、车前草各15g；阴虚阳亢血压较高者，加钩藤、草决明各12g；蛋白尿顽固难消者，加僵蚕12g、水蛭6g，并加大黄芪的用量。

【疗效】总计疗程为6个月。完全缓解12例，显效14例，有效4例，无效0例。总有效率为100%。

【来源】杜治红.益气养阴化瘀汤配合来氟米特治疗过敏性紫癜性肾炎的临床观察.湖北中医杂志，2008，30（8）：26

🪷 银翘紫地汤

金银花30g　连翘20g　紫草15g　生地15g　白茅根20g　小蓟

10g 赤芍10g 丹皮10g 薏苡仁15g 蝉蜕10g 白鲜皮20g 防己10g

【用法】水煎服，每天2次，每日1剂。

同时西医治疗：采用静脉滴注地塞米松0.4mg/（kg·d），连用7天，并给予维生素C、潘生丁、扑尔敏、钙剂常规量口服。

【功效】祛风清热，凉血安络。

【适应证】**过敏性紫癜性肾炎（血热伤络证）**。症见：发热、皮下紫癜，以双下肢为主，颜色鲜红，高出皮肤，压之不褪色，双踝关节及足肿胀疼痛，活动受限，咽红，舌质红，苔薄黄，脉浮数。

【疗效】7剂后，患儿双踝关节及足肿胀疼痛消失，诸症减，随后本方加减，恢复期用四君子汤加减告愈。

【来源】王维峰. 赵历军教授治疗儿童过敏性紫癜性肾炎经验. 实用中医内科杂志，2009，23（11）：13

清营宁络饮

生地 赤芍 徐长卿各10~15g 当归 金银花 连翘各5~10g 蝉蜕 防风 竹叶各3~5g

【用法】水煎服，每天2次，每日1剂。

【功效】清热解毒，化瘀凉血。

【适应证】**过敏性紫癜性肾炎（热毒瘀阻证）**。症见：两下肢为主反复出现大小不等鲜红色出血点，小便时肉眼血尿，伴轻度面部及下肢水肿。病情反复发作不愈，舌边尖红，苔薄微黄，脉象细数。

【临证加减】有肉眼血尿者加白茅根、地榆炭；水肿明显者加茯苓皮、车前子；尿蛋白持续不消者加黄芪、党参、白术、山茱萸、玉竹。

【疗效】共42例，治愈（血尿、蛋白尿、皮肤紫癜等症状均消失，实验室检查正常，停药后1年无复发）33例，好转［血尿、蛋白尿显著减少，但仍维持在微量~（+）水平，皮肤紫癜仍散在发生］6例，无效（临床症状及实验室检查无明显变化）3例。总有效率92.85%。

【来源】李静. 清营宁络饮治疗过敏性紫癜性肾炎42例. 中国民族民间医药，2010，（7）：222

🪷 清肾汤

生地 水牛角 益母草 白花蛇草 仙鹤草各20g 玄参 赤芍各15g 水蛭 大黄各6~15g 黄芪15g 蜈蚣2条 甘草10g

【用法】水煎服，每天2次，每日1剂。

【功效】祛风解毒，化瘀凉血。

【适应证】**过敏性紫癜性肾炎（肾虚血热证）**。症见：双下肢出现出血点，并逐渐漫及腰部及臀部，伴有发热，腹痛，双下肢疼痛，大便溏，舌红苔白，脉弦细数。

【临证加减】皮疹明显加浮萍10g、紫草10g；关节痛加忍冬藤20g；腹痛加白芍15g、元胡15g；血尿明显加小蓟15g、茅根30g；尿蛋白不消加雷公藤15g。

【疗效】治疗组38例，显效20例，有效15例，无效3例，总有效率92.2%。

【来源】胡光前，张兴玲. 清肾汤治疗过敏性紫癜性肾炎38例观察. 医学信息，2010，23（10）：176

🪷 水蛭粉

水蛭粉

【用法】氯雷他定片、钙剂治疗、维生素C和芦丁、泼尼松等西药的基础上加服水蛭粉，每天2~5g，分2~3次口服；疗程4周。

【功效】活血化瘀。

【适应证】**过敏性紫癜性肾炎（各证型）**。

【疗效】治疗52例，显效37例，有效12例，无效3例，总有效率94.2%。

【来源】李楠，吴文先. 水蛭治疗小儿过敏性紫癜性肾炎52例临床观察. 新中医，2011，43（3）：45-46

🪷 升阳散火汤

党参 黄芪 葛根 羌活 防风 升麻 柴胡 赤白芍 蝉蜕 茜草（药物剂量根据体重、年龄用5~10g不等）

【用法】水煎服，每天2次，每日1剂。加用抗过敏及对症处理，关节痛或腹痛者加用泼尼松1mg/（kg·d）。

【功效】益气固表，清热凉血。

【适应证】**过敏性紫癜性肾炎（气虚湿热证）**。症见：常感冒，紫癜颜色淡红或消退，纳差，神疲乏力，小便短少，浮肿，大便溏，舌淡苔黄，脉细数。

【临证加减】腹痛明显者，加元胡；关节肿痛者，加鸡血藤、豨莶草；血尿明显者，加白茅根、旱莲草；蛋白尿重者，加芡实、金樱子、五倍子、煅牡蛎。

【疗效】治疗 37 例，完全缓解 12 例，基本缓解 16 例，有效 7 例，无效 2 例，总有效率 94.5%。

【来源】裴宏彬，冀慧鹏．升阳散火汤配合西药治疗小儿过敏性紫癜性肾炎 37 例．实用中医内科杂志，2011，25（8）：61 – 62

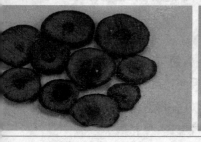
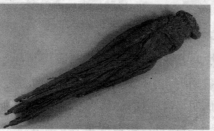
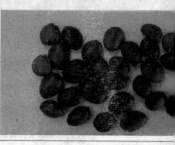

第六章
狼疮性肾炎

　　狼疮性肾炎（LN）是系统性红斑狼疮（SLE）累及肾脏所引起的一种免疫复合物性肾炎，是 SLE 主要的合并症和主要的死亡原因。诊断狼疮性肾炎的主要依据是肾脏病理活检、尿蛋白及红白细胞检查，评价肾脏损伤的程度除了依据临床资料外，更重要的是依据肾脏活检的病理及免疫分型。

　　根据狼疮性肾炎的症状及演变规律，可归属于中医学"阴阳毒"、"水肿"、"虚劳"等范畴。多数学者认为其疾病发生的内因多为先天禀赋不足，七情内伤，饮食起居失调，劳倦过度以及病后耗伤阴血等，复受外感热毒侵袭，内外合邪，耗伤阴血，体内阴阳平衡失调，气血运行不畅，损伤脏腑，瘀血痰湿内生。以肾虚为本，热毒瘀结为标，本虚标实为基本病机。

养阴清热方

生地 30g　玄参 30g　麦冬 12g　黄芩 15g　忍冬藤 30g　虎杖 30g　知母 12g　生薏苡仁 15g　六月雪 30g　落得打 30g　接骨木 30g　猫爪草 30g　石龙芮 30g

【用法】水煎服，每天 2 次，每日 1 剂。

【功效】养阴清热。

【适应证】**狼疮性肾炎（阴虚湿热证）**。症见：面色潮红，神疲乏力，口干咽燥，口黏，口干不欲饮，五心烦热，或低热盗汗，小便不利，尿色黄赤，舌红，苔黄少津，脉细数涩。

【疗效】治疗 52 例，完全缓解 15 例，有效 26 例，无效 11 例。

【来源】沈丕安，苏晓，沈粮，等.52 例狼疮性肾炎用养阴清热法治疗.上海中医药杂志，1990，（5）：14－15

解毒活血方

半枝莲　白花蛇舌草　丹参各 30g　炙首乌　生地　地龙各 15g　生大黄 8g　甘草　全蝎各 6g

【用法】水煎服，每天 2 次，每日 1 剂。

【功效】清热解毒，活血通络。

【适应证】**狼疮性肾炎（热毒瘀血互结证）**。症见：高热烦渴，心慌胸闷，恶心呕吐，面部紫斑或紫红色皮疹，关节疼痛，下肢浮肿，舌暗边有瘀点或瘀斑，脉细涩。

【临证加减】瘀血内阻，余毒未清型将上方半枝莲、白花蛇舌草均减至 15g，大黄减至 6g，地龙增至 20g，加川芎 12g；肾阴亏虚挟瘀热型将上述基本方半枝莲、白花蛇舌草均减至 12g，生大黄减至 4g，炙首乌、生地增至 20g，加天冬 12g。

【疗效】治疗 30 例，显效 9 例，有效 13 例，无效 8 例。总有效率 73.3%。

【来源】魏江磊，傅绪琼，胡顺全.解毒活血通络法治疗狼疮性肾炎临床研究.上

养阴清解方

生地　玄参　麦冬　天冬　青蒿　黄芩　银花藤　大青叶

【用法】水煎服，每天2次，每日1剂。1月为1个疗程。

【功效】养阴清热解毒。

【适应证】**狼疮性肾炎（阴虚血热证）**。症见：潮热、颧红、舌质红、脉象细数等症状。

【临证加减】浮肿、腹水较明显加猪苓、获苓、大腹皮；关节疼痛明显加秦艽、徐长卿；脾虚食少者加炒白术、谷麦芽、鸡内金。

【疗效】治疗15例，疗程1~3月4例，3~6月4例，6月~1年3例，2年以上4例。显效4例，有效10例，无效1例。总有效率93.3%。

【来源】钱起，卢君健. 养阴清解法为主治疗狼疮性肾炎15例. 南京中医学院学报，1994，10（1）：32-33

知柏地黄丸加减

鲜生地30g　白茅根40g　山茱萸　川柏　知母　丹皮　泽泻　女贞子　旱莲草　益母草各15g　金银花　连翘各20g

【用法】水煎服，每天2次，每日1剂。

【功效】滋阴降火，凉血解毒。

【适应证】**狼疮性肾炎（阴虚火旺证）**。症见：面部蝶形红斑，色红，双掌红色斑疹，同时伴五心烦热，口唇干红而裂，尿短赤，舌红而干，花剥苔，脉细数。

【来源】李雅芳. 辨证治疗狼疮性肾炎初探. 河北中医，1995，17（6）：41

二至蛇蜈汤

旱莲草12g　女贞子9g　生地20g　知母12g　地骨皮9g　丹参12g　益母草15g　乌梢蛇9g　半枝莲15g　蜈蚣2条　白花蛇舌草25g

【用法】水煎服，每天2次，每日1剂。

【功效】滋养肝肾，活血化瘀，清热利湿解毒。

【适应证】狼疮性肾炎（肝肾阴虚，湿热瘀血互结证）。症见：面色潮红，头晕，耳鸣，口干咽燥，五心烦热，或低热盗汗，腰酸腰痛，关节疼痛，小便不利，尿色黄赤，舌暗红或有瘀斑，苔黄，脉细数涩。

【疗效】治疗 22 例，完全缓解 16 例，部分缓解 5 例，无效 1 例。总有效率 95.5%。

【来源】肖春玲，方卫东. 中药配合激素、环磷酰胺治疗狼疮性肾炎 22 例报告. 江西医学院学报，2000，40（3）：96

🪷 狼疮方

白花蛇舌草 30g　半枝莲 30g　紫草 10g　野菊花 10g　乌梢蛇 10g　全蝎 5g　丹参 15g

【用法】水煎服，每天 2 次，每日 1 剂。同时西药激素常规治疗。

【功效】清热解毒。

【适应证】狼疮性肾炎（热毒内盛证）。症见：发热，多为高热，关节红肿疼痛，烦渴喜饮，面红目赤，小便黄赤，大便结，舌红苔黄，脉弦数或滑数。

【临证加减】如热毒燔灼营血加水牛角、知母、丹皮、生地等清营凉血解毒；有阴虚火旺加知柏地黄汤加减以滋阴降火；有肝肾阴虚者加二至丸加味；有气阴两虚者加参芪地黄汤加减；有脾肾阳虚者加真武汤加减；有水湿泛滥加白术、猪苓、车前子等健脾利水。

【疗效】治疗 163 例，显效 106 例，部分缓解 33 例，无效 11 例，死亡 13 例。总有效率 85.3%。

【来源】郭群英，叶任高，阳晓，等. 活动性狼疮性肾炎中西医结合治疗 163 例. 中国中西医结合肾病杂志，2001，2（1）：36－37

🪷 五虫汤

蝉蜕 10g　制僵蚕 12g　广地龙 15g　乌梢蛇 10g　䗪虫 6g　生黄芪 15g　茯苓 15g　益母草 15g　白茅根 15g

【用法】水煎服，每天 2 次，每日 1 剂。

【功效】疏逐搜剔，通达经络。

【适应证】**狼疮性肾炎**（瘀阻经络证）。症见：面色晦黯，口唇暗红，腰痛固定，或呈刺痛，肌肤甲错，肢体麻木，关节疼痛，女性痛经伴色黑有血块，或闭经，男性睾丸静脉曲张，舌质紫黯，或有瘀点、瘀斑，或舌下脉络曲张，脉象细涩。

【临证加减】肾阳衰微加肉桂6g、制附子10g；气血两虚加白术15g、党参10g、熟地15g；肾气不固加芡实10g、五味子10g、覆盆子10g；肝阳上亢加天麻10g、钩藤10g、牛膝10g。

【疗效】治疗26例，完全缓解20例，显效6例。总有效率100%。

【来源】王成玉，蒋希勇.五虫汤联合单冲击疗法治疗狼疮性肾炎26例.中医药通报，2002，1（6）：58－59

🪷 补肾清热毒方

生地20g 黄芪15g 枸杞子15g 旱莲草15g 金银花15g 鱼腥草15g 紫草15g 白花蛇舌草15g 牡丹皮6g

【用法】水煎服，每剂400ml，真空袋包装，每日1次，3个月为1个疗程。同时泼尼松1mg/kg，每日1次，口服，连用8周后减量，每周减5mg，减到15mg/次，每日1次时维持1年。环磷酰胺8～12mg/kg，连续静脉滴注冲击2天，前0.5年每2周或每月冲击1次，后0.5年隔月冲击1次，累积1年的总量≤150mg/kg。

【功效】补肾清热解毒。

【适应证】**狼疮性肾炎**（阴虚热结证）。

【疗效】治疗80例，显效（治疗3个月内主症消失，兼症消失，检验指标［血肌酐（SCr）、尿素氮（BUN）、24小时尿蛋白定量］完全符合缓解条件，连续服药能保持缓解，检测指标趋于正常）15例；有效（治疗3个月内主症好转，兼症大部分消失，检验指标基本符合缓解条件，连续服药病情稳定）58例；无效（治疗3个月以上主症、兼症无改善，并见活动指征者，甚至加重或死亡）7例。总有效率91.25%。

【来源】任文英，陈扬荣，阮诗玮，等.补肾清热毒方联合西药治疗狼疮性肾炎的疗效观察.中国中西医结合杂志，2002，22（12）：906－908

补肾固精方

生黄芪 30g　桑螵蛸 10g　生地黄 15g　蛇舌草 30g　丹参 15g　莪术 10g　金樱子 30g

【用法】水煎服，每天 2 次，每日 1 剂。同时糖皮质激素治疗，个别病例病情控制较好可不用激素。

【功效】补肾固精。

【适应证】**狼疮性肾炎（肾虚不固证）。**症见：久病不愈，腰酸腰痛，头晕，乏力，夜尿增多，白带清稀，或滑精，舌暗淡，苔薄白，脉沉细。

【疗效】治疗 37 例，完全缓解 11 例，显效 9 例，有效 13 例，无效 4 例。总有效率 89.2%。

【来源】陈湘君，母小真，顾军花，等. 补肾固精方治疗狼疮性肾炎的疗效观察. 上海中医药大学学报，2003，17（1）：23 - 24

加味猪苓汤

猪苓　茯苓泽泻　黄芪各 15g　滑石（包煎）　生地黄　阿胶（烊）　白茅根各 12g　当归　茜草各 10g　紫草 30g　甘草 6g

【用法】水煎服，每天 2 次，每日 1 剂。同时复方丹参注射液 10ml 加入 5% 葡萄糖 500ml 内静脉滴注，每天 1 次。原使用激素者开始时维持原来剂量，治疗后平均每星期递减 5mg，至每天 10～15mg 时维持。

【功效】益气养阴，利水化瘀。

【适应证】**狼疮性肾炎（气阴不足挟湿热血瘀证）。**症见：面色潮红，神疲乏力，口干咽燥，五心烦热，或低热盗汗，小便不利，尿色黄赤，舌暗红，苔黄少津，脉细数涩。

【疗效】治疗 30 例，完全缓解 7 例，显效 13 例，部分缓解 8 例，无效 2 例。总有效率 93.33%。

【来源】林德就，温伟平，邱仁斌，等. 加味猪苓汤配合复方丹参注射液治疗系统性红斑狼疮性肾炎 30 例疗效观察. 新中医，2003，35（7）：26 - 27

健脾益肾活血汤

黄芪 50g　党参 30g　白术 15g　杜仲 20g　山茱萸 10g　熟地 10g

水蛭 10g　地龙 20g　益母草 20g　当归 15g　鸡血藤 30g

【用法】水煎服,每天 2 次,每日 1 剂。

【功效】健脾益肾活血。

【适应证】**狼疮性肾炎（脾肾不足,瘀血阻络型）**。

【疗效】治疗 40 例,完全缓解 28 例,部分缓解 9 例,无效 3 例,总有效率 92.5%。

【来源】周翠红.健脾益肾活血汤治疗狼疮性肾炎蛋白尿 40 例临床观察.吉林中医药,2007,27（11）:18 - 19

益肾活血汤

肉苁蓉　鸡血藤各 30g　淫羊藿　杜仲　丹参　益母草　地龙各 20g　党参　白术　茯苓　熟地黄　水蛭　山茱萸各 10g

【用法】水煎服,每天 2 次,每日 1 剂。治疗 30 天为一疗程,同时常规西药治疗。

【功效】益肾活血。

【适应证】**狼疮性肾炎（肾虚血瘀证）**。症见:腰酸腰痛,乏力,怕冷,头晕,关节疼痛,小便不利,大便溏,舌淡红,苔薄白,脉沉细。

【临证加减】气虚甚加用黄芪 30g、淮山药 15g;阳虚甚加用制附子、巴戟天 12g;阴虚甚加用生地黄 20g、玉竹 10g。

【疗效】治疗 36 例,共治疗 6 个疗程。完全缓解 10 例,显著缓解 10 例,部分缓解 11 例,无效 5 例。总有效率 86.11%。

【来源】李良.益肾活血汤治疗狼疮性肾炎疗效观察.中国中医急症,2009,18（3）:370 - 371

白龙方

龙葵　荠菜　白花蛇舌草各 15g　红景天 6g　乌梢蛇 9g　蜈蚣 2条　紫草　瞿麦各 10g

【用法】水煎服,每天 2 次,每日 1 剂。1 个月为 1 个疗程,连续服 3 个疗程。

【功效】清热解毒,活血化瘀,利水消肿。

【适应证】**狼疮性肾炎**（湿热瘀血互结型）。

【临证加减】热毒炽盛，在本方基础上，可加金银花、鱼腥草各20g、蒲公英15g；阴虚火旺，可加山茱萸、女贞子、旱莲草各15g，生地12g；脾肾气虚，加黄芪20g，山药、党参各15g；脾肾阳虚，可加仙灵脾、菟丝子、补骨脂各15g；气阴两虚，可加党参20g、女贞子、黄芪各15g，生地12g。

【疗效】治疗30例，完全缓解7例，显著缓解9例，部分缓解10例，无效4例。总有效率86.6%。

【来源】吴国庆，范伟. 白龙方加减治疗狼疮性肾炎30例. 陕西中医，2010，31（4）：398－399

🪷 截苓汤

截叶铁扫帚30g　茯苓30g　白术15g　山药15g　小蓟10g　薏苡仁15g　平地木10g　蒲公英15g　白茅根15g　仙鹤草15g　怀牛膝10g　甘草6g

【用法】水煎服，每天2次，每日1剂。同时西医综合治疗。

【功效】清化湿热。

【适应证】**狼疮性肾炎**（**湿热内蕴证**）。症见：面红，面垢，汗出而黏，或黄汗，口黏，关节红肿疼痛，小便黄赤，大便溏而不爽，舌红，苔黄厚腻，脉滑数或弦数。

【疗效】治疗21例，完全缓解10例，部分缓解6例，有效2例，无效3例。总有效率85.7%。

【来源】池坚. 截苓汤治疗狼疮性肾炎21例. 中国中医药科技，2011，18（2）：137

🪷 益肾清热解毒汤

水牛角30g　生地15g　丹皮15g　山茱萸10g　茯苓15g　白花蛇舌草15g　半枝莲15g　枸杞子15g　女贞子15g　墨旱莲15g　甘草6g

【用法】水煎服，每天2次，每日1剂。同时西药常规治疗。以3个月为1个疗程。

【功效】益肾清热解毒。

【适应证】**狼疮性肾炎**（**肾虚热毒证**）。症见：起病急骤，发热，两颧红斑或手部红斑，全身乏力，关节红肿疼痛，腰酸腰痛，小便短赤，大便干，舌红少苔，或苔黄少津，脉细弦数。

【疗效】治疗34例，1个疗程后完全缓解7例，显效12例，有效13例，无效2例。总有效率94.1%。

【来源】刘宇宁.益肾清热解毒汤联合西药治疗狼疮性肾炎62例临床观察.北京中医药，2011，30（7）：519-520

🪷 活血养阴方

生地黄15g　茜草　赤芍　青蒿　丹皮　玄参各10g　丹参12g
川芎9g　蛇舌草　蛇莓　半枝莲各30g

【用法】水煎服，每天2次，每日1剂。1个月为一疗程，同时口服激素泼尼松。

【功效】活血养阴。

【适应证】**狼疮性肾炎（阴虚血瘀证）**。症见：持续低热，五心烦热，自汗盗汗，失眠多梦，头晕耳鸣，口干，关节痛楚，腰痛，小便短赤，大便干，舌质紫黯，或有瘀点、瘀斑，或舌下脉络曲张，苔少，脉细涩。

【来源】张之蕙，熊佩华，陈爱平，等.活血养阴方配合西药治疗红斑狼疮性肾炎及对细胞移动因子的影响.陕西中医，2012，33（4）：404-405

🪷 益肾化瘀透邪方

生地黄　熟地黄各30g　枸杞子　女贞子　墨旱莲　桑椹　黄精各15g　菟丝子　太子参　麦冬　黄芪　土茯苓　虎杖　白花蛇舌草连翘各12g　牡丹皮　赤芍　丹参各20g　升麻　青蒿各10g　绿豆衣甘草各5g

【用法】水煎服，每天2次，每日1剂。同时泼尼松、环磷酰胺常规用法用量治疗，以4周为1个疗程。

【功效】益肾化瘀透邪。

【适应证】**狼疮性肾炎（肾虚血瘀，邪毒内陷证）**。症见：发热或高或低，五心烦热，自汗盗汗，失眠多梦，头晕耳鸣，关节疼痛，腰酸腰痛，小便短赤、混浊，大便干，舌质红或暗红，苔少，脉细数涩。

【疗效】治疗 30 例，6 个疗程后统计疗效。完全缓解 10 例，部分缓解 5 例，有效 7 例，无效 8 例。

【来源】温伟强，黄胜光，谭宁，等．益肾化瘀透邪方治疗狼疮性肾炎临床疗效及对并发感染的影响．中国中医药信息杂志，2012，19（7）：7－8

🪷 青蒿鳖甲汤

青蒿 10g　鳖甲 20g　生地 15g　知母 15g　丹皮 12g

【用法】水煎服，每天 2 次，每日 1 剂。同时激素：起始量为 0.25 ~ 0.75mg/（kg·d），维持量为每日 5 ~ 10mg；4 周为 1 个疗程，连续服用 3 个疗程。

【功效】滋阴降火。

【适应证】**狼疮性肾炎（阴虚血热证）**。症见：发热，夜热早凉，五心烦热，自汗盗汗，失眠多梦，关节痛楚，腰酸，小便短赤，大便干，舌质红或镜面舌，苔少，脉细数。

【临证加减】气虚者加黄芪 25g、党参 20g；阴虚肠燥者加玄参 15g；阳虚者加肉苁蓉 20g、干姜 9g。

【疗效】治疗 32 例，完全缓解 4 例，部分缓解 25 例，无效 3 例。总有效率 90.6%。

【来源】王志花，戴兆燕，钱耀华，等．青蒿鳖甲汤联合少量激素治疗狼疮性肾炎的疗效观察．中医中药，2012，9（23）：112－113

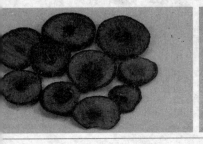
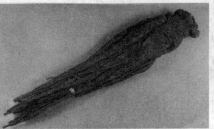
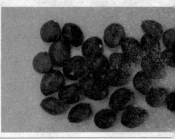

第七章
急性肾盂肾炎

急性肾盂肾炎是细菌（极少数为真菌、病毒、原虫等）直接引起的肾盂肾盏和肾实质的感染性炎症，本病可发于各年龄组，但以婚育龄女性为多见。本病病因为病原直接引起感染性肾脏病变，以大肠杆菌最为多见。劳累、受寒、上呼吸道感染、不洁性生活、会阴卫生不良等常为发病诱因。病情迁延难以恢复，甚至并发革兰阴性杆菌败血症、肾脓肿、肾乳头坏死等。

临床表现多为急骤起病，常有寒战、高热（体温可达 39℃ 以上），全身不适，疲乏，无力，食欲减退，恶心呕吐，甚至腹胀、腹痛或腹泻，常有尿频、尿急、尿痛等尿路刺激症状，大多伴腰痛和肾区不适，肾区有压痛和叩击痛，腹部和上输尿管点、中输尿管点和耻骨上膀胱区有压痛，尿液外观混浊，可见脓尿或血尿。血行感染者以全身表现为主，上行感染者则先出现泌尿系症状。本病的诊断主要依据临床症状、显著肾区疼痛和压痛、血白细胞明显增高、清洁中段尿培养菌落数 $>10^5$ 个/ml，静脉肾盂造影可见造影剂浓度淡，肾下极可增大，肾盂扩大。逆行肾盂造影有助于排除尿路先天性异常、结石等。西医治疗除休息、多饮水等治疗外，主要以抗菌治疗为主，且抗菌药物敏感的患者可取得较好疗效，而对耐药者则可反复发作，迁延为慢性肾盂肾炎。

本病在中医学中属于"热淋"、"血淋"、"腰痛"等病证范畴，肾虚膀胱湿热是其主要病机，病因或由多食辛热肥甘之品，或因嗜酒太过，酿成酒热，下注膀胱，或因下阴不洁，秽浊之邪侵入膀胱而呈湿热之证，治疗上总以清热利湿、利尿通淋为大法，抑或兼以扶正。

🪷 银花三草汤

银花 15g　车前草 30g　益母草 15g　旱莲草 15g

【用法】水煎服，每日 1 剂。

【功效】清热利湿，凉血活血。

【适应证】**急性肾盂肾炎（湿热下注证）**。症见：畏寒、发热，尿频、尿痛，伴腰痛、小便短赤，下肢轻度浮肿及食欲减退。

【临证加减】热重于湿可加大银花剂量；湿重于热可加大车前草剂量；血尿较重的可加大旱莲草剂量；如有泌尿系结石者可同时加服金钱草。

【疗效】服 3 剂后症状明显减轻。服 8 剂后痊愈。

【来源】张孟林．银花三草汤治疗急性肾盂肾炎．广西赤脚医生，1977，（1）：42

🪷 黄连解毒汤

黄连　黄芩　黄柏各 12g　栀子 10g　甘草 3g

【用法】每日 2 剂，每剂药煎 2 次，每次煎成 100ml 左右，每日服 4 次。

【功效】泻火解毒，清利湿热。

【适应证】**急性肾盂肾炎（湿热邪气蕴结下焦证）**。症见：畏寒发热、尿频、尿急、尿痛，小腹坠胀，腰痛，口干，喜冷饮，舌质红，苔黄腻，脉滑数。

【临证加减】发热加连翘 12g、鱼腥草 30g；血尿加当归 15g、陈皮 12g。脾虚加服补中益气丸；肾阳虚加服济生肾气丸；肾阴虚加服六味地黄丸。

【疗效】治疗 30 例，全部痊愈。

【来源】余克涌．黄连解毒汤加味治疗急性肾盂肾炎 30 例．湖北中医杂志，1985，（6）：25

🪷 通淋利湿汤

金银花 30~50g（后入）　连翘 15~25g　石韦 20~30g　萆薢 15g　黄柏 25g　萹蓄 30~50g　茅根 50g　西瓜皮 50g　黄瓜皮 50g　白蔻仁 10g（后入）　木通 10g　甘草 10g

【用法】水煎服，日 1 剂。

【功效】清热，利湿，通淋。

【适应证】**急性肾盂肾炎**（湿热下注证）。症见：发热恶寒，尿频、尿急、小便短赤，腰部度痛，脉数，舌苔黄或白腻，肾区叩击痛（＋）。实验室检查尿常规：蛋白，脓细胞，红细胞，上皮细胞均在（＋～＋＋＋）之间。尿中细菌培养阳性。

【临证加减】恶寒发热较严重者，可加柴胡、黄芩各15g；恶心呕吐较重者，可加姜半夏10g、苍术15g；血尿较重者，可加大、小蓟各25g，琥珀1～2g（研末冲服）；小便浑浊较重者，可加鱼腥草、一见喜各15g；口苦心烦，渴喜冷饮者，可加生石膏50g、黄连10g；腰痛甚者，可加杜仲、牛膝各15g；大便干结，可加大黄10～15g、当归15g；手足心热，头晕心悸者，可加生地、丹皮、山茱萸各15g；头痛眩晕（血压偏高者），可加地龙15g、野菊花30g；气阴两虚，蛋白尿持续不降者，可加党参20～30g、生黄芪30～50g。治疗中不加用其他药物。

【疗效】治愈者86例，显效者52例，无效者22例，总有效率为86.2%。

【来源】姚尊华. 自拟通淋利湿汤治疗急性肾盂肾炎160例临床观察. 黑龙江中医药，1986，（5）：11－12

牡蛎泽泻散加减

牡蛎10g　泽泻9g　蜀漆6g　商陆6g　葶苈子9g　海藻9g　天花粉10g　黄柏9g　金银花30g　甘草梢10g　茜草根12g　旱莲草10g　赤小豆12g

【用法】每日1剂，水煎，分2次服。

【功效】清热解毒利湿。

【适应证】**急性肾盂肾炎**（湿热蕴结证）。症见：寒战高热，腰痛身重，下肢浮肿，尿频、尿急，小便短赤涩痛，大便干结，舌淡红，苔黄腻，脉滑数。尿检红血球，蛋白，脓球均明显。

【疗效】3剂后症状明显好转，原方加桑寄生15g，继续服用6剂痊愈。

【来源】于世楼. 牡蛎泽泻散加减治疗急性肾盂肾炎. 天津中医药，1988，（6）：22

寒通二丁半汤

滑石30g（包煎）　生杭芍15～30g　知母12～24g　黄柏10～15g

紫花地丁 30g 黄花地丁 30g 半枝莲 15~30g

【用法】水煎 2 次，每日 1 剂。同时鼓励患者多饮水，每天进水量保持在 1500ml 以上，保持尿路通畅。

【功效】清热泻火，解毒通淋。

【适应证】**急性肾盂肾炎（湿热蕴结下焦证）。**症见：发热，腰痛，尿频、尿急、尿痛，小便灼热、色黄，大便干，舌红，苔黄，脉数。尿培养细菌阳性。

【临证加减】加减发热较高者加柴胡 10~15g、连翘 9~12g；腰痛明显者加桑寄生、川续断各 15g；兼血尿者加白茅根 30g、大小蓟各 15~30g；兼肾阴虚者加生地、黄精各 15g；兼肾阳虚者加仙灵脾 10~15g、仙茅 5~10g。

【疗效】治疗 75 例，有效 69 例，无效 6 例。一般服药 5~10 剂症状及体征明显减轻，服 10~15 剂后作尿培养无菌生长。

【来源】周宁. 寒通二丁半汤治疗 75 例急性肾盂肾炎. 上海中医药杂志, 1989, (11)：11

柴芩红蒲茅根汤

柴胡 12g 黄芩 15g 蒲公英 30g 红藤 30g 车前草 30g 白茅根 30g

【用法】煎熬，每日 1 剂，分 3 次服。高热者每日 2 剂，分 4~6 次口服。

【功效】泻火通淋，疏肝清热。

【适应证】**急性肾盂肾炎（下焦湿热兼少阳不疏证）。**症见：畏寒、发热，甚至高热、寒战，体温升高（>38℃），腰痛，肾区有叩压痛，尿频、尿急、尿痛。

【临证加减】尿频、尿急、尿痛者加萹蓄、银花藤；高热者加紫花地丁、青蒿、野菊花；腰痛加川续断、淮牛膝；大便干燥者加大黄；血尿加大小蓟、蒲黄炭、生地。

【疗效】治疗组 32 例，治愈 28 例，无效 4 例。治愈率为 87.5%。

【来源】周运炳，张玉兰. 柴芩红蒲茅根汤治疗急性肾盂肾炎 47 例疗效观察. 人民军医, 1990, (3)：59－60

白头翁汤治加味

白头翁 15~45g 黄连 6~12g 黄柏 12~18g 秦皮 10~20g 滑石

10~30g（包煎） 土茯苓30~60g 车前子（包煎）15~30g 生甘草6
~10g（以上药物剂量视患者具体情况而增减）

【用法】每日1剂，水煎分2次服。

【功效】清热利湿，泻火解毒，利尿通淋。

【适应证】**急性肾盂肾炎（湿热下注证）**。症见：寒战发热，头痛，纳差等
全身不适，尿频、尿急、尿痛，排尿不畅，小腹胀痛拘急、腰酸腰痛，舌红，
苔黄，脉弦数。

【临证加减】小腹胀痛者加川楝子、小茴香行气止痛；热重者加蒲公英、金
银花以增强清热解毒之力；尿血者加大黄、蒲黄、琥珀末（冲）止血，生地凉
血止血；恶寒发热者加柴胡、黄芩和解退热，疏利三焦；膀胱刺激征明显加木
通、白芍、王不留行、瞿麦利尿通淋止痛；腰酸困痛加川续断、杜仲、桑寄生
滋肾壮腰止痛。

【疗效】经1个疗程（6天）治愈13例，2个疗程治愈23例，3个疗程治
愈5例。总治愈41例，无效1例。平均治愈天数为11.7天。服药最少5剂，最
多21剂，平均服药13.2剂。

【来源】周世杰，吕松芬. 白头翁汤加味治疗急性肾盂肾炎42例小结. 实用医学杂
志，1993，9（4）：42

🪷 柴芩八正散

柴胡 炒黄芩 枳壳（或枳实） 虎杖各10~15g 车前子15g
萹蓄 炒山栀 滑石（包煎）各10g 生甘草4g

【用法】每日1剂，早晚煎服，连服10~15天。高热严重者（39.5℃以上）
每日用2剂；体温降至39℃以下改为每日1剂。

【功效】和解少阳，清热利湿。

【适应证】**急性肾盂肾炎（湿热内停，少阳不利证）**。症见：寒战高热（或
寒热往来），腰痛或腰部叩击痛，头痛，恶心或呕吐，有尿频、尿急、尿痛，血
尿，舌红，苔黄，脉弦数。

【临证加减】肉眼血尿加大小蓟各10~20g；大便难解加大黄（后下）6~
10g；有结石加瞿麦、石韦、海金沙（包煎）各10~15g；心情不畅者加逍遥丸
口服，每次9g，每日2次；有慢性肾盂肾炎史者服主方1周后加用益母草、丹
参、王不留行等活血化瘀药；有滴虫性阴道炎者加用灭滴灵，每次200mg，每

日 3 次，连服 1 周。

【疗效】44 例中治愈 42 例，显效 2 例。有效率 100％，治愈率 93.2％。体温降至 37℃ 以下所需时间，有 12 例为 2 天内，22 例为 3 天内，8 例为 4 天内，2 例为 5 天内。

【来源】尹小青．柴苓八正散治疗急性肾盂肾炎 44 例．中国中医急症，1994，4 (4)：141

🪷 三草通淋汤

鱼腥草 30g　车前草 15g　石韦 15g　金银花 15g　蒲公英 30g　琥珀 2g（冲）　木通 10g　丹参 15g　甘草 6g

【用法】水煎分服，日 1 剂。疗程 1～3 个月。

【功效】清热解毒，利湿通淋，佐以活血化瘀。

【适应证】**急性肾盂肾炎**（**瘀热互结证**）。症见：高热寒战，腰痛，小便频数，赤涩疼痛，渴欲饮冷，厌食乏力，舌质红，苔薄黄，脉滑数等。

【临证加减】血尿明显者加大蓟、小蓟、地榆；脓尿加半枝莲；发热加柴胡、栀子；结石加金钱草、海金沙；少腹拘急者加乌药、川楝子。

【疗效】治愈（临床症状消失，尿常规、尿培养检查连续二次阴性）64 例；显效（临床症状消失尿液检查未转阴性）13 例；无效（自觉症状及尿液检查改善不明显，或停药后复发）1 例。

【来源】张书改．三草通淋汤治疗急性肾盂肾炎 78 例．河北中医，1996，18，(1)：19

🪷 通淋汤

泽泻 20g　苦参 15g　黄柏 10g　石韦 20g　瞿麦 15g　滑石 30g　木通 9g　郁金 15g

【用法】每日 1 剂，水煎 2 次分服，早晚各服 1 次。3 天查 1 次尿常规，待尿化验检查正常，全身症状消失后，可再服 6 剂巩固疗效。

【功效】清热解毒利湿。

【适应证】**肾盂肾炎**（**湿热蕴结证**）。

【临证加减】全身症状明显加金银花、蒲公英；膀胱刺激征明显加乌药、木香；尿化验有红细胞加小蓟、白茅根；小便混浊加萆薢。

【疗效】治愈45例，显效9例，有效5例，无效1例。总有效率98%。

【来源】杨广野．中药治疗肾盂肾炎60例．河南诊断与治疗杂志，1996，10（2）：121

地榆琥珀汤

地榆30g　琥珀10g　白茅根15g　石韦15g　木通10g　车前子30g　瞿麦15g　银花15g　白花蛇舌草30g　黄柏10g　地肤子15g　石榴皮10g　甘草5g

【用法】起初1天2剂，每天4次；待尿频尿痛、腰痛等症状明显减轻，予以1日1剂，每天2次。

【功效】凉血化瘀，清热解毒利湿。

【适应证】**急性肾盂肾炎（湿热瘀血互结证）**。症见：尿频，尿急，尿痛，小腹胀痛，腰痛，伴有恶寒、发热、恶心，肋脊角叩痛，舌质红，舌苔黄腻，脉数。

【临证加减】以血尿为主者，加大小蓟、三七；以小腹胀痛为主者，加川楝子；大便秘结加大黄10g（后下）；发热加柴胡、栀子；若呕吐加竹茹、神曲。

【疗效】服药时间平均15天，痊愈29例，显效6例，好转4例，无效3例。有效率为93%。

【来源】杨进．地榆琥珀汤治疗急性肾盂肾炎42例．云南中医中药杂志，1996，17（6）：30-31

金银花汤

金银花90g

【用法】水煎分早、中、晚口服，疗程14天。

【功效】清热解毒。

【适应证】**急性肾盂肾炎（湿热邪毒蕴结证）**。症见：畏寒，发热，头痛，尿频，尿急，尿痛，肾区叩击痛，上输尿管点，肋腰点压痛，白细胞（+~++++）或白细胞管型，尿培养阳性。

【疗效】治愈50例，好转2例，无效8例。

【来源】郁晓群. 金银花治疗急性肾盂肾炎 60 例疗效观察. 河北中西医结合杂志, 1999, 8 (1)：67 - 68

🪷 小柴胡汤加味

柴胡 30g　黄芩 12g　党参 12g　半夏 30g（洗）　甘草 12g　生姜 12g　白茅根 30g　大枣 4 枚

【用法】日 1 剂，水煎服，7 天为 1 个疗程。

【功效】和少阳，畅三焦。

【适应证】**急性肾盂肾炎（三焦不畅，湿热下注证）**。症见：寒战高热、腰痛、尿急、尿频、尿痛，甚者呈肉眼血尿，伴胁痛口苦，反酸欲呕，纳谷不馨，苔黄腻，脉弦数等。

【临证加减】尿路刺激征明显或伴尿血者加滑石 10g（包煎）、蒲黄 14g（包煎）；伴肾结石、输尿管结石者加白芍 24g、鸡内金 15g、米醋 50ml。

【疗效】治愈（临床症状消失，体征转阴，实验室检查各项指标均正常）191 例，其中 2 天内控制症状者 172 例，其余均在 1 个疗程内获效；有效（临床症状有明显改善，但肾区仍有叩击痛，配合抗生素治愈者）9 例，其中 2 例因肾结石体积过大，在症状控制后转激光碎石。总有效率为 100%。

【来源】陈亦工，陈强，陈萌. 小柴胡汤治疗急性肾盂肾炎 200 例. 国医论坛, 2000, 15 (3)：9.

🪷 清凉通淋汤

生大黄 9g　车前子　滑石（包煎）　金银花　野菊花　公英　紫花地丁　紫背天葵各 24g　赤芍　萹蓄　柴胡各 12g　琥珀（研末冲服）　连翘　白术　甘草各 9g　细辛 4g

【用法】每日 1 剂，水煎两次，每次 250ml，分 4 次服用。若发热较高者可静脉点滴葡萄糖盐水。总疗程为 1 周~1 月。

【功效】清热解毒，凉血活血，利湿通淋。

【适应证】**急性肾盂肾炎（湿热蕴结证）**。

【临证加减】红细胞多者加白茅根、三七、蒲黄、茜草；白细胞多者加黄芪、川续断、桑寄生、牛膝、杜仲等。

【疗效】痊愈 66 例，有效 8 例，无效 1 例。总有效率 98.67%。

【来源】赵家亮．清凉通淋汤治疗急性肾盂肾炎 75 例．中国中医药科技，2000，9（5）：312

金丝草茶

金丝草鲜品 50～200g

【用法】煎汤代茶饮，每日 1 剂。

【功效】清热解毒，利尿凉血。

【适应证】**急性肾盂肾炎（湿热蕴结证）**。症见：尿频、尿急、尿痛，尿常规检查见白细胞（＋＋＋）。

【疗效】1 周后自觉症状消失，连服 2 周后，尿检查恢复正常。

【来源】许秀貌．金丝草代茶饮治疗急性肾盂肾炎．中国民间疗法，2000，8（10）：42

公英石韦汤

蒲公英 30g　石韦 30g　败酱草 12g　柴胡 15g　黄柏 9g　苦参 9g
萹蓄 12g　马齿苋 30g

【用法】水煎 2 次分服，每日 1 剂，连服 6 剂为 1 个疗程。

【功效】清热解毒，清泄湿热，通淋利尿。

【适应证】**急性肾盂肾炎（湿热互结证）**。症见：尿频、尿急，灼热疼痛，纳少，口渴发热，舌红，苔黄腻，脉滑数。

【临证加减】湿热内蕴型加瞿麦 12g、车前子 15g（包煎）、竹叶 9g、滑石 24g（包煎）、栀子 9g 以清热利湿；脾失健运型加黄芪 15g、升麻 9g、陈皮 6g、茯苓 12g 以补气健脾和胃；肾虚不固型加熟地黄 15g、山药 15g、菟丝子 12g、杜仲 9g、枸杞子 15g 以补肾固涩；腰痛明显加怀牛膝 18g 补益肝肾，散瘀止痛；伴大便干者加大黄 6～9g（后入）；尿检有红细胞者加女贞子 15g、旱莲草 30g、小蓟 15g；兼扁桃体炎者加山豆根 12g、升麻 9g、金银花 30g。

【疗效】服药最多 24 剂，最少 6 剂，平均 15 剂。治愈 65 例，好转 27 例，无效 8 例。总有效率 92%。

【来源】李长华．公英石韦汤治疗急性肾盂肾炎 100 例．山东中医药杂志，2000，19（10）：599

益元清淋汤

生地 玄参 白芍各20g 金钱草30g 黄芩 海金沙各12g 当归 石韦各15g 黑栀子 淡竹叶 甘草梢各10g

【用法】水煎服，1日1剂，连服7天。

【功效】益元清湿热。

【适应证】**妊娠并发急性肾盂肾炎**（肾元亏虚不固，湿热蕴结下焦证）。症见：小便频数，尿急尿痛，少腹坠胀，伴恶寒发热。舌红苔薄黄，脉滑数，双尺无力等。

【疗效】痊愈43例，好转1例，无效1例。

【来源】张泽生.益元清淋汤治疗妊娠并发急性肾盂肾炎45例.四川中医，2001，19，(10)：49

解毒通淋汤

金银花 蒲公英各45g 白茅根30g 土茯苓 滑石（包煎） 丹参各15g 香附10g 生甘草6g

【用法】先用凉水将药浸泡1~2小时，用急火煎开，改文火煎取300ml，再加水复煎，取200ml，将2次药混和，分2次服。

【功效】清热解毒，利湿通淋。

【适应证】**急性肾盂肾炎**（湿热互结证）。症见：发热寒战，腰痛，尿频、尿急、尿痛，舌红，苔黄腻，脉滑数。

【临证加减】往来寒热加柴胡、黄芩；小便艰涩不利加车前子、木通；血尿者重用白茅根加小蓟；尿混浊加萆薢；慢性肾盂肾炎急性发作者加黄柏、女贞子。

【疗效】总有效率97.8%。

【来源】韩寿清.解毒通淋汤治疗急性肾盂肾炎92例.陕西中医，2001，22(10)：587

清热利湿通淋汤

蒲公英30g 萹蓄 瞿麦各20g 生大黄 炒栀子 川牛膝各10g

【用法】每日1剂，水煎2次，分2次温服。

【功效】清热利湿通淋。

【适应证】**急性肾盂肾炎（湿热下注证）**。症见：畏寒发热，尿频、尿急、尿痛、膀胱区压痛等症状，伴尿血，肾区叩击痛，舌红苔黄腻，脉滑数。

【临证加减】寒热重者加柴胡15g、黄芩10g；小便脓球多者加薏苡仁、败酱草各20g；尿血重者加小蓟10g、白茅根30g；大便秘结者大黄改后下，加芒硝10g，冲服。高热不退者用西药对症处理。

【疗效】痊愈（症状全部消失，连续2～3次尿常规检查阴性）51例；有效（症状明显减轻，小便常规检查有少量红细胞和脓球）32例；无效（症状无减轻，尿常规检查无明显改变）3例。总有效率为96%。

【来源】程桂芳. 清热利湿通淋法治疗急性肾盂肾炎86例. 湖北中医杂志, 2001, 23, (12)：30

柴六合剂

柴胡15g　黄芩10g　半夏10g　生地20g　山萸肉10g　山药15g　泽泻15g　茯苓20g　丹皮10g　白花蛇舌草30g　蒲公英25g　甘草梢5g

【用法】每日1剂，水煎早晚2次，分服。

【功效】清热利湿，滋肾通淋。

【适应证】**急性肾盂肾炎（湿热蕴结，肾阴不足证）**。症见：发热，小便频急涩痛、色黄，恶寒，恶心，口干苦，腰痛，舌红，苔根黄腻，弦脉数。

【临证加减】若尿涩痛明显加车前子15g、滑石15g（包煎）；腰痛甚者加川续断20g、怀牛膝15g；血尿明显加白茅根20g、小蓟30g。

【疗效】治疗56例，治愈40例，好转16例。总有效率100%。

【来源】魏绪河，张松玲. 柴六合剂治疗急性肾盂肾炎56例. 黑龙江中医药, 2002, (1)：29

四妙散加味

黄柏10g　苍术10g　薏苡仁30g　牛膝10g　金银花30g　蒲公英15g　土茯苓30g　白花蛇舌草15g

【用法】上药头煎加水 500ml，武火煎至 200ml；二煎同前，两煎药汁兑合，分 2 次温服，每日 1 剂，7 天为一疗程。

【功效】清热利湿化浊。

【适应证】**急性肾盂肾炎（湿热下注证）。**

【临证加减】若发热、寒战，为湿热熏蒸，三焦不利，加柴胡、黄芩以和解少阳，疏达三焦；伴血尿者，为湿热壅盛，损伤血络，加藕节、琥珀、小蓟、白茅根以利尿通淋，凉血止血；尿白浊而涩痛，或小便化验有脓细胞，为湿浊下注，加萆薢、车前子以分清泌浊。

【疗效】治愈 60 例，显效 32 例，无效 4 例。总有效率 95.8%。

【来源】冯学花. 四妙散加味治疗急性肾盂肾炎 96 例. 中国乡村医药杂志，2002，9（8）：8

栀柏猪苓汤

猪苓 12g　茯苓 12g　泽泻 12g　栀子 10g　黄柏 10g　阿胶 10g（烊）　甘草 6g

【用法】水煎服，每日 1 剂，分 2 次口服。10 日为一疗程。

【功效】清热利湿，通利小便。

【适应证】**急性肾盂肾炎（湿热蕴结，水道不利证）。**症见：尿频尿急，小便涩痛，尿道灼热，血尿，腰背酸痛，发热，肾区叩痛，舌红，苔黄，脉数。

【疗效】治疗 35 例，痊愈 22 例，显效 7 例，有效 3 例，进步 3 例。总有效率 91.43%。

【来源】谢跃明，陈伟明. 栀柏猪苓汤治疗急性肾盂肾炎 35 例临床观察. 江苏中医药，2003，24（10）：22

五味消毒饮

金银花　蒲公英　紫花地丁各 30g　野菊花　天葵各 20g

【用法】每日 1 剂，水煎，日服 3～4 次，7 日为一疗程。

【功效】清热解毒。

【适应证】**急性肾盂肾炎（湿热内蕴证）。**症见：腰痛、尿频、尿急、尿痛，伴头痛、周身不适，乏力和轻微浮肿。查体：双肾区常有叩击痛；辅检：尿常规提示尿中常有大量的白细胞，可兼见微量蛋白和偶见红细胞。血常规提示常有白细胞总数或中性粒细胞升高。

【临证加减】气虚加黄芪，湿热重加汉防己、黄柏、泽泻、茵陈；尿道有灼热加石韦、萹蓄、瞿麦；尿浊加萆薢、菖蒲；有肿加大腹皮、白茅根。

【来源】刘成报. 五味消毒饮治疗急性肾盂肾炎临床体会. 深圳中西医结合杂志，2004，14（1）：

泻热散瘀通淋汤

大黄15g（后下）　银花25g　连翘25g　栀子10g　金钱草30g　生甘草5g　车前子15g　滑石30g　赤芍15g　丹皮10g　琥珀1.5g（冲服）

【用法】每日2剂、水煎至150ml×4袋，分4次服用，每次服1袋（150ml），腹泻后大黄改为同煎。

【功效】泻热散瘀通淋。

【适应证】**急性肾盂肾炎（瘀热互结型）**。症见：发热恶寒、恶心呕吐、腹痛、腰痛、尿频、尿急、尿痛，腹部按痛，肾区叩痛等。

【临证加减】腹胀、腹痛明显者加乌药、木香；血尿明显者加小蓟、白茅根；小便混浊者加萆薢。

【疗效】痊愈36例，有效34例，无效4例。

【来源】高振和. 泻热散瘀通淋汤治疗急性肾盂肾炎74例疗效观察. 实用医学杂志，2004，20（9）：1077

柴芍解毒通淋汤

柴胡10g　黄芩15g　金银花20g　连翘10g　蒲公英15g　车前草15g　瞿麦20g　生地榆15g　滑石15g　白茅根20g　生甘草6g

【用法】每日1剂，水煎2次，共取汁700ml，分2次口服，14天为1个疗程。

【功效】清热凉血，解毒通淋。

【适应证】**急性肾盂肾炎（湿热证）**。

【临证加减】腰痛甚者，加四妙丸；小腹坠胀、小便不利者，加香附15g、元胡12g；高热烦躁者，加羚羊角2g（先煎）；大便干结者，加大黄10g。

【疗效】治愈48例，显效6例，无效2例。治愈率85.7%。

【来源】江锦萍. 柴芍解毒通淋汤治疗急性肾盂肾炎56例. 中国实用乡村医生杂志，2006，13（8）：48

🪷 清利通淋汤

栀子15g 黄柏10g 泽泻10g 茯苓10g 生地10g 赤芍15g 荔枝草15g 甘草6g

【用法】每日1剂，按常规方法服用。

【功效】清热利湿通淋。

【适应证】**急性肾盂肾炎（湿热蕴结下焦证）**。症见：尿频尿急，小便涩痛，尿道灼热，小便黄赤，小便混浊，腰背酸痛，舌红，苔黄，脉弦数或滑数。

【疗效】治疗40例，痊愈23例，显效10例，有效4例，无效3例。总有效率90.25%。

【来源】江燕. 清利通淋汤治疗急性肾盂肾炎40例临床观察. 江苏中医药，2008，24（3）：18

🪷 益肾通淋汤

怀牛膝 续断 桑寄生 滑石（包煎） 益母草 苍术各12g 猪苓 茯苓各15g 泽泻 车前子各10g 萹蓄20g

【用法】每日1剂，煎2次，共取药汁300ml，早晚各温服150ml。

【功效】益肾通淋。

【适应证】**急性肾盂肾炎（肾虚湿热证）**。

【临证加减】湿热明显者加萆薢、黄柏；有蛋白尿者加金樱子、芡实；有血尿者加槐米、大蓟、小蓟、赤芍。

【疗效】治愈36例，有效3例，无效1例。总有效率97.5%。

【来源】屈直. 益肾通淋汤治疗急性肾盂肾炎40例. 陕西中医，2012，33（7）：828

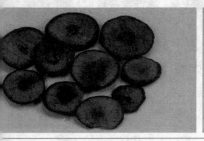
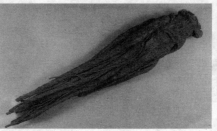
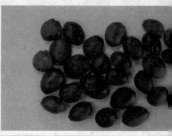

第八章
慢性肾盂肾炎

　　慢性肾盂肾炎指由细菌（极少数为真菌、病毒、原虫等）引起的肾盂肾盏和肾实质的慢性感染性炎症多次发作或病情迁延不愈，病程达半年以上者。其病因为急性肾盂肾炎反复发作或长期不愈，病理为肾外形缩小，表面有粗糙的瘢痕形成以致凹凸不平，皮质和髓质变薄，肾盂、肾盏和乳头部均有瘢痕形成，以及因瘢痕收缩而造成的肾盂、肾盏变形、狭窄，肾实质内有炎性病灶和纤维组织增生，镜下可见肾小管上皮细胞萎缩退化，肾小球周围有不同程度纤维增生，随炎症发展，纤维组织增多，肾实质损害加重，最终成为"肾盂肾炎固缩肾"，临床出现慢性肾功能不全。

　　本病的临床表现多不典型，常复杂多样，典型者呈反复发作，有尿频、尿急、尿痛等尿路刺激征，腰痛，低热或中度发热，有的仅有不规则低热，易疲乏，轻度食欲不振，或仅以血尿、高血压为主。部分年轻患者仅有菌尿症（菌落计数 $>10^5$ 个/ml）而无其他症状，晚期患者有肾小管功能减退、肾小管性酸中毒和尿毒症，可有坏死性乳头炎、肾周围脓肿等并发症。临床诊断主要是尿路感染病史长，且反复发作，清洁中段尿培养 $>10^5$ 个/ml，肾脏有形态改变（包括肾内瘢痕形成，肾盂肾盏变形或肾萎缩体积缩小）。

　　本病多属中医学"淋证"、"劳淋"、"虚劳"、"腰痛"、"尿血"等病证范畴。在治疗上以清利湿热、滋阴降火、益气养阴、温补脾肾、化瘀通下为大法。

珍珠草

珍珠草（叶下珠）30~60g 大枣6枚

【用法】珍珠草（全草）洗净凉干，勿放阳光下曝晒，免叶果脱落，影响疗效。取全草30~60g，加大枣6枚，水煎2次，初煎液1次空腹服，复煎液作茶饮，每日1剂。

【功效】清热渗湿利水。

【适应证】**慢性肾盂肾炎（湿热内蕴证）**。症见：现腰痛，尿频、尿急、尿迫痛反复发作，舌红苔黄，脉数。尿检异常。

【疗效】16例全部治愈，其中4例仅服药12剂，1例服药80剂，一般服药15~20剂痊愈。仅1例停药后复感轻度不适，但再服本方治疗，症状很快消失。痊愈病例中，有2例追踪观察分别为10年和5年均未见复发，其余追踪2~4年，身体健康。

【来源】胡文锦.珍珠草治疗慢性肾盂肾炎16例疗效观察.广东医学，1984，5（4）：27

银翘石斛汤

金银花15~30g 净连翘15~30g 川石斛10g 淮山药10g 丹皮10g 茯苓10g 福泽泻10g 生地 熟地各10g

【用法】水煎，日1剂，每日2次，口服。

【功效】清热解毒，滋养肾阴。

【适应证】**慢性肾盂肾炎（湿热留恋，肾阴不足证）**。症见：腰酸，低热，耳鸣、耳聋、眩晕，尿常规检查反复出现白细胞或红细胞及少量蛋白尿，可无尿颜、尿急、尿痛等膀胱刺激症，或临床症状均不明显而清洁中段尿培养细菌生长，舌红，苔薄黄，脉细数。

【来源】方药卿.张天医师治疗慢性肾盂肾炎的经验.北京中医杂志，1985，（4）：5

二丁汤

紫花地丁30g 黄花地丁30g 太子参10g 炒白术10g 炙鸡内

金 5g　淮山药 10g　茯苓 10g　泽泻 9g　车前子 30g

【用法】水煎，每日 1 剂，每日 2 次，口服。

【功效】清热解毒，健脾通淋。

【适应证】**慢性肾盂肾炎（脾虚湿热证）**。症见：尿频、尿急，腰酸痛，头晕，神疲乏力，低热，舌苔黄薄腻，脉沉细。尿常规检查：白细胞（＋＋＋)/HP 以上，红细胞（＋＋)/HP 以上，尿中段培养致病菌阴性或有菌株生长。

【来源】方药卿．张天医师治疗慢性肾盂肾炎的经验．北京中医杂志，1985，(4)：5

益肾健脾汤

熟地 15g　山药 15g　茯苓 15g　泽泻 10g　菟丝子 15g　杜仲 15g　五味子 15g　巴戟天 15g　肉苁蓉 15g　人参粉 10g　黄芪 15g　生白术 15g　陈皮 15g

【用法】将上药加水适量，水煎 2 次，取汁 300ml，兑入人参粉 10g，早晚分服，日 1 剂。4 周为一疗程。

【功效】益肾健脾利湿。

【适应证】**慢性肾盂肾炎（脾肾不足证）**。症见：小便频繁短涩，疼痛不明显，尿道酸楚，腰酸，神倦乏力，畏寒肢冷，纳呆、懒言，舌淡，苔白厚腻，脉沉弱。尿检异常。

【临证加减】脾虚气陷，少腹坠胀、小便点滴而出者，加升麻 10g、柴胡 10g；五心烦热，舌红，脉细数者加知母 10g、黄柏 10g，去白术、人参、巴戟天。

【疗效】共治疗 2 个疗程。治愈 33 例，显效 12 例，有效 6 例，无效 1 例。总有效率 98.1%。

【来源】张芬兰，赵月霞，滕秀轩，等．益肾健脾法治疗慢性肾盂肾炎 52 例．长春中医学院学报，1995，11（3)：30

健肾清热汤

黄芪　山药各 30g　菟丝子　枸杞子　生地各 15g　金银花　白花

蛇舌草　白茅根　败酱草　土茯苓各30g　车前子　蓄萹　瞿麦　石韦各12g

【用法】水煎服，每日1剂。

【功效】健肾清热。

【适应证】**慢性肾盂肾炎（脾肾不足，湿热留恋证）**。症见：腰痛腰酸，神疲乏力，小便不利，舌淡红，苔黄或白，脉细。尿常规、尿培养异常。

【临证加减】腰痛者加杜仲、桑寄生；偏于气虚者加党参、升麻；偏于气滞血瘀者加乌药、橘核、丹参；血尿者加大蓟、小蓟；尿蛋白多者加金樱子、芡实；尿培养细菌难消者加白头翁、马齿苋。

【疗效】治疗40例，完全治愈20例，近期治愈16例，无效4例。治愈率90%。

【来源】杨际平，李久荣. 健肾清热汤治疗慢性肾盂肾炎40例. 吉林中医药，1997，(2)：11

活血益肾汤

丹参15g　赤芍10g　生地10g　丹皮6g　山萸肉6g　金钱草20g　大黄9g

【用法】治疗中停服一切西药，每日1剂，早晚各1次温服。急性发作期5~7天为一疗程，慢性期1个月为一疗程。

【功效】活血化瘀，滋肾清利。

【适应证】**慢性肾盂肾炎（脾肾两虚，湿瘀互结证）**。症见：尿频急微痛，腰痛明显，少腹痛坠拒按，微发热，口干苦，手足心热，尿黄赤，苔薄黄质红，脉细数微涩。尿检有红细胞、脓细胞，尿中段培养示致病菌阳性。

【临证加减】少腹痛胀加桃仁、元胡；腰痛加杜仲、川续断；尿血加白茅根、大小蓟；发热加栀子；尿痛尿频加蓄萹、瞿麦；神疲乏力加黄芪、党参；畏寒肢冷加制附子，肉桂；便溏加白术、太子参。

【疗效】治疗32例，痊愈20例（症状消失，化验正常，2年未发），好转12例（症状明显减轻，尿检正常）。总有效率为100%。

【来源】龙庆余. 活血益肾汤治疗慢性肾盂肾炎32例. 吉林中医药，1997，(5)：13

🪷 清利化瘀汤

木通6g　制大黄6g　黄柏6g　萹蓄15g　瞿麦15g　车前草20g
飞滑石（包）30g　丹参15g　赤芍15g　桃仁10g　甘草10g

【用法】每日1剂，水煎服，分2次服，疗程为4周。

【功效】清热利湿，化瘀止血。

【适应证】**慢性肾盂肾炎（湿热瘀血互结证）**。症见：尿频、急、痛反复发作，腰痛，口渴欲饮，发热或不发热，大便时秘。舌质偏红，苔薄黄，脉弦略数。体检见肾区叩击痛（＋），右输尿管上、中压痛点压痛等；尿检异常。

【临证加减】血尿者，去桃仁，入三七10g、炒蒲黄（包煎）10g。

【疗效】治疗30例，治愈21例，占70%；有效9例，占30%。总有效率100%。

【来源】陈元建．清利化瘀法治疗慢性肾盂肾炎30例．吉林中医药，1999，(3)：17

🪷 劳淋汤

黄芪30g　淮山药30g　山萸肉15g　女贞子20g　旱莲草20g　茯苓15g　泽泻15g　丹皮10g　白茅根30g　半边莲30g　滑石30g（包煎）　车前草30g

【用法】每日1剂，水煎服，分2次服。

【功效】补肾益气，清热利湿，活血化瘀。

【适应证】**慢性肾盂肾炎（脾肾不足，湿热内蕴证）**。症见：小便不适，腰酸痛，低热，乏力，夜尿增多，甚者有双下肢浮肿，脓尿，舌红，苔黄，脉细。

【临证加减】腰酸痛明显加川续断15g、桑寄生20g；低热者去黄芪，加知母10g、黄柏10g；浮肿明显者，茯苓和泽泻加至30g；夜尿多者加桑螵蛸15g、益智仁15g；脓尿者去黄芪，加白花蛇舌草30g。

【疗效】本组65例，疗程为6周。临床治愈24例，有效37例，无效4例。总有效率为93.8%。

【来源】杨怀新．劳淋汤治疗慢性肾盂肾炎65例疗效观察．山西中医，2001，17(2)：16

补肾活血汤

生地 10g 山萸肉 15g 淮山药 15g 泽兰 10g 赤芍 15g 白花蛇舌草 25g 炮穿山甲（打碎，先煎）12g

【用法】每日 1 剂，水煎服，分 2 次口服。15 天为 1 个疗程，停 5 天后再用第 2 个疗程，连用 8～10 个疗程后停服。

【功效】补肾活血，清热利湿。

【适应证】**慢性肾盂肾炎**（**肾虚邪恋、瘀血内停证**）。症见：不同程度的排尿不适、腰或胁肋部酸胀不适，易疲劳，夜尿增多；若为复发患者则有发热（T＞38℃）、腰痛及尿道刺激征加重，肾区叩击痛，舌暗红，苔薄白或黄，脉涩。尿致病菌培养菌属主要为大肠杆菌、大肠埃希菌、变形杆菌、绿脓杆菌。

【临证加减】急性发作时加金钱草 15～30g、白茅根 10～15g、蒲公英 15～20g；频繁复发者加绞股蓝 15g、鸡血藤 30g、

【疗效】治疗 41 例，治愈 37 例（90.24%），无效 4 例（9.76%）。

【来源】卢玲，梁冰，赖申昌，等. 补肾活血法治疗慢性肾盂肾炎的临床观察. 中国中西医结合杂志，2002，22（9）：654

猪苓汤加味

猪苓 20g 茯苓 20g 泽泻 15g 滑石 15g（包煎） 鱼腥草 30g 白茅根 20g 柴胡 10g 黄芪 20g 阿胶 10g（烊化） 陈皮 10g

【用法】每日 1 剂，水煎分 2 次服，疗程为 4 周。

【功效】清热利湿，通淋利水，益气养阴。

【适应证】**慢性肾盂肾炎**（**气阴两虚，湿热蕴积证**）。症见：尿黄，尿频，尿急、尿痛，小腹胀满，腰痛，发热，乏力，纳呆，舌红，苔少，脉细。

【疗效】治疗 60 例，痊愈 8 例，有效 46 例，无效 6 例。总有效率 90%。

【来源】朱晓红，贾燕平. 猪苓汤加味治疗慢性肾盂肾炎 60 例. 中医研究，2003，16（4）：27

通淋消毒饮

黄芪 50g 党参 20g 石莲子 15g 茯苓 15g 麦冬 15g 车前子

20g 地骨皮 15g 瞿麦 20g 萹蓄 20g 败酱草 20g 白花蛇舌草 50g
土茯苓 50g 生山药 20g 柴胡 15g 甘草 15g

【用法】水煎日 1 剂，每日 2 次口服。2 周为一疗程，连用 8～10 个疗程。

【功效】益气养阴，清利湿热。

【适应证】**难治性慢性肾盂肾炎（气阴两虚，湿热蓄留证）**。症见：遇劳或感冒即发作，倦怠无力，腰酸痛不适，五心烦热，口干舌燥，尿急、尿频、尿道痛，小便涩，轻度浮肿或眼睑微肿，舌尖红苔白，脉沉或滑数。

【临证加减】血尿明显加白茅根 30g、大蓟、小蓟各 15～25g、藕节 15～25g、蒲黄 10～15g；尿频、尿急明显加益智仁 20g、桑螵蛸 15g、补骨脂 15g、茴香 5g；畏寒明显加鹿角霜 20g、熟地 20g、肉桂 10g、附子 10g；腰痛明显加狗脊 20g、桑寄生 15g、杜仲 15g、续断 15g；尿道疼痛明显加生大黄 5～7.5g、桃仁 15～20g。

【疗效】治疗 60 例，完全治愈 44 例，近期治愈 56 例，治疗失败 4 例。

【来源】张万祥，秦建国，张莹. 通淋消毒饮治疗难治性慢性肾盂肾炎 60 例. 实用中医内科杂志，2006，20（6）：647

🌸 止淋一号汤

爵床 4.5kg 白茅根 4.5kg 硼砂 0.15kg 苦参 0.9kg 熟地黄
牡丹皮各 3kg 泽泻 茯苓各 3.6kg 生黄芪 6kg

【用法】上药水煎 2 次约 1.5 小时，合并 2 次滤液，浓缩至密度为 $(1.30～1.40) \times 10^3 kg/m^3$ 的稠浸膏，真空干燥，研细粉，过 100 目筛。将上述细粉用 98% 酒精制粒，干燥，过 120 目筛，灭菌，装胶囊，出 10003 粒)，每次 5 粒，每日 4 次，于餐后 30 分钟温开水送服。治疗 6 周。

【功效】解毒利湿，补脾益肾，活血化瘀。

【适应证】**慢性肾盂肾炎急性发作（湿热伤肾证）**。症见：小便淋沥不已，时作时止，遇劳则发或加重，尿频，夜尿多腰膝酸软，神疲乏力，尿赤涩，发热，水肿，眩晕舌质淡，脉虚弱，或舌质红，苔黄，脉弦或涩。

【疗效】治疗 120 例，痊愈 46 例，显效 32 例，有效 31 例，无效 11 例。总有效率为 90.83%。

【来源】高景环，杨玉兰，侯长青. 止淋Ⅰ号胶囊治疗慢性肾盂肾炎急性发作期临床观察. 河北中医，2007，29（3）：211－212

🪷 滋肾通淋汤

黄芪 20g　人参 10g　山药 15g　山茱萸 10g　麦冬 15g　山栀 10g　赤芍 15g　生地 15g　茯苓 15g　泽泻 10g　白茅根 20g　白花蛇舌草 15g　凤尾草 15g　猪苓 10g

【用法】水煎服，日 1 剂，分 2 次口服。1 周为 1 个疗程。

【功效】健脾补肾，清热通淋。

【适应证】**慢性肾盂肾炎（脾肾亏虚证）**。症见：反复尿道刺激征或尿沉渣白细胞异常，腰酸软，疲乏，尿细菌培养阳性。

【临证加减】血尿明显加大蓟 10g、小蓟 10g，蒲黄 6g；尿频、尿急明显加益智仁 10g、桑螵蛸 10g；腰痛明显加桑寄生 20g、杜仲 10g、续断 10g；尿道疼痛明显加生三七 6g、桃仁 10g；水肿加冬瓜皮 15g。

【疗效】治疗 30 例，治疗 2 个疗程。痊愈 5 例，显效 12 例，有效 10 例，无效 3 例。总有效率 90%。

【来源】唐志医，王琼艳．滋肾通淋汤治疗慢性肾盂肾炎 30 例临床观察．中医药导报，2008，14（2）：28 – 29

🪷 参芪地黄汤

党参 15g　黄芪 20g　生地黄 15g　山药 20g　山萸肉 10g　白术 12g　云茯苓 15g　女贞子 12g　泽泻 12g　车前子 20g　金钱草 20g　鱼腥草 30g　白花蛇舌草 15g

【用法】每日 1 剂，水煎约 300ml，早、晚 2 次分服。

【功效】补气养阴。

【适应证】**慢性肾盂肾炎（气阴两虚证）**。症见：腰部酸软而喜按，神疲乏力，少气懒言，手足心热或低热持续，遇劳易复发或加重，面色少华，口干咽燥或咽痛，咽部嫩红，头晕耳鸣，小便黄赤频数，淋漓不畅，反复发作，或面目、肢体浮肿，舌质嫩红、少苔，脉细弱。

【临证加减】血尿者，加小蓟 15g、白茅根 30g；湿热明显者，加萹蓄 30g、瞿麦 15g、黄柏 10g；若口干咽燥，舌红少津等阴津亏虚症状突出者，加天冬 12g、玉竹 15g、旱莲草 12g、知母 10g、沙参 10g 等以养阴生津；尿频、夜尿者，加芡实 10g、金樱子 15g。

【疗效】治疗 56 例, 痊愈 9 例, 显效 25 例, 好转 18 例, 无效 4 例。总有效率 92.9%。

【来源】高征. 自拟参芪地黄汤治疗气阴两虚型慢性肾盂肾炎临床观察. 辽宁中医药大学学报. 2008, 10 (11): 106－107

🪷 知柏地黄汤加减

生地 15g　山药 10g　山萸肉 10g　茯苓 10g　泽泻 10g　柴胡 10g　地骨皮 10g　杜仲 10g　川续断 10g　知母 10g　黄柏 10g　鳖甲 20g（先煎）　桑寄生 15g

【用法】每日 1 剂, 水煎取汁温服, 每日 2 次。2 周为 1 个疗程。

【功效】滋阴补肾清热。

【适应证】**慢性肾盂肾炎（阴虚火热证）**。症见: 反复腰痛腰酸, 血尿, 尿浊, 小便涩滞, 尿急不尽, 手足心热, 舌红, 苔少, 脉细。

【临证加减】血尿多者加大小蓟、三七、茜草; 小便涩滞, 尿急不尽, 小腹微胀, 可加香附、枳壳; 气虚困倦者加党参、黄芪、白术; 面肢浮肿者加薏苡仁、防己、冬瓜皮; 尿液混浊者加白茅根、萆薢、车前子、通草; 尿频而无痛感, 加桑螵蛸、益智仁、覆盆子、菟丝子; 小腹胀痛因气滞者加川楝子、乌药、木香。随证选加 2～3 味。

【疗效】治疗 32 例, 显效 18 例, 有效 9 例, 无效 5 例。总有效率为 84.13%。

【来源】李焦枝. 知柏地黄汤加减治疗慢性肾盂肾炎 32 例临床疗效观察. 中国实用医药, 2009, 4 (13): 145－146

🪷 益肾清利活血方

生地 15g　丹皮 15g　炒山药 30g　山萸肉 10g　茯苓 30g　泽泻 10g　石韦 30g　车前子 30g　丹参 15g　土茯苓 30g　川续断 15g　桑寄生 15g　王不留行 10g　红景天 15g

【用法】每日 1 剂, 每剂煎 200ml, 分两次服。1 月为 1 个疗程。

【功效】益肾清利活血。

【适应证】**中老年女性慢性肾盂肾炎（湿热伤肾证）**。症见: 小便频数,尿痛，尿后余沥，小腹坠胀，腰部隐痛，头晕乏力，面、足浮肿，舌淡暗，苔薄白或薄黄，脉细涩。主要针对绝经期和绝经后的中老年女性。

【疗效】治疗35例，共服2个疗程。痊愈19例，显效9例，有效3例，无效4例。总有效率88.6%。

【来源】王身菊，陈岱，张福产. 益肾清利活血法治疗中老年女性慢性肾盂肾炎35例临床观察. 四川中医，2009，27（1）：71－72

🪷 补肾健脾清淋汤

生地黄20g 女贞子20g 杜仲12g 茯苓12g 白术10g 太子参20g 土茯苓10g 益母草15g 白花蛇舌草20g 白茅根20g 车前草20g 甘草6g

【用法】水煎服，每日1剂，早晚饭后分服。6周为1个疗程。

【功效】补肾健脾，清热利湿，活血通络。

【适应证】**慢性肾盂肾炎（肾虚血瘀证）**。症见：尿频，尿急，尿痛，腰痛，乏力，肾区叩痛或压痛、浮肿，舌淡红，苔薄，脉细。

【疗效】治疗100例，总有效率为95%。尿频完全缓解81.25%，尿急完全缓解85.70%，尿痛完全缓解100%，腰痛完全缓解85%，乏力完全缓解80%。

【来源】黄建平，赵彬，麻成，等. 补肾健脾清淋汤治疗慢性肾盂肾炎100例临床观察. 甘肃中医，2009，22（3）：29－31

🪷 益肾通淋方

黄芪30g 白花蛇舌草20g 王不留行 蒲公英 连翘 枸杞子党参 山茱萸 石韦各15g 赤芍 甘草各10g

【用法】水煎取汁200ml，每日1剂，分2次口服，每次100ml，早晚饭前30分钟口服。2周为一疗程，必要时连续治疗2个疗程。

【功效】补益脾肾，利湿逐瘀。

【适应证】**慢性肾盂肾炎（脾肾亏虚证）**。症见：小便频数，努责难出，淋沥不尽，面浮足肿，纳呆腹胀，神疲乏力，腰酸腿软，头晕耳鸣，大便溏薄，舌淡暗，苔白或白腻，脉沉细。

【疗效】治疗 30 例，总有效率为 93.33%，其中临床控制 12 例，显效 10 例，有效 6 例，无效 2 例。

【来源】梁惠平. 益肾通淋方治疗慢性肾盂肾炎疗效观察. 陕西中医, 2010, 31 (12)：1592 – 1594

❧ 健脾补肾汤

山药 10g　泽泻 10g　茯苓 15g　生地 10g　枸杞子 10g　五味子 6g　肉苁蓉 10g　杜仲 10g　牛膝 15g　菟丝子 10g　巴戟天 10g　莲子 10g

【用法】水煎服，每日 1 剂，分 2 次口服。

【功效】健脾补肾。

【适应证】**慢性肾盂肾炎（脾肾两虚证）**。症见：尿频、尿急、尿痛，劳累即发，腰膝酸软，倦怠乏力，面色萎黄无华，舌淡红，苔薄白，脉沉细。

【来源】刘丽荣，路凡. 中医治疗慢性肾盂肾炎 70 例疗效观察. 中国医药导报, 2010, 7 (21)：150

❧ 银翘八正散

金银花 10g　连翘 15g　栀子 10g　乌药 1.5g　滑石 10g（包煎）蒲公英 10g　紫花地丁 10g　木通 10g　车前子 10g（包煎）萹蓄 10g　瞿麦 10g

【用法】水煎服，每日 1 剂，分 2 次口服。

【功效】清热利湿。

【适应证】**慢性肾盂肾炎（膀胱湿热证）**。症见：尿频、尿急、尿痛，尿灼热，腰痛，发热，舌红，苔黄腻，脉滑数或弦数。

【来源】张冕，张睿，崔丽娟. 慢性肾盂肾炎 105 例临床疗效观察. 中国中医药指南, 2011, 9 (36)：362 – 363

❧ 龙胆泻肝汤

龙胆草 10g　栀子 10g　黄芩 10g　柴胡 7.5g　生地 20g　泽泻 10g　车前子 30g（包煎）　木通 5g

【用法】水煎服，每日 1 剂，分 2 次口服。

【功效】疏肝利胆，清热利湿。

【适应证】**慢性肾盂肾炎（肝胆郁热证）**。症见：症见：尿频、尿急、尿痛，尿灼热，腰胁痛，少腹疼痛或不适，发热，舌红，苔黄腻，脉滑数或弦数。

【来源】张冕，张睿，崔丽娟．慢性肾盂肾炎105例临床疗效观察．中国中医药指南，2011，9（36）：362－363

脾肾双补清湿汤

党参20g　白术20g　茯苓20g　当归20g　知母20g　黄芩15g　枸杞子25g　仙茅15g　山药20g　淫羊藿15g　黄柏10g

【用法】水煎服，每日1剂，分2次口服。

【功效】补益脾肾，清热利湿。

【适应证】**慢性肾盂肾炎（脾肾两虚证）**。症见：尿频、尿急、尿痛，尿灼热反复发作，神疲乏力，易疲倦，腰酸痛，舌淡，苔厚，脉细。

【来源】张冕，张睿，崔丽娟．慢性肾盂肾炎105例临床疗效观察．中国中医药指南，2011，9（36）：362－363

慢淋汤

黄芪30g　党参20g　白术　生地　怀山药　山茱萸　怀牛膝　旱莲草　车前草　萆薢　王不留行各15g　赤芍10g

【用法】水煎取汁200ml，每日1剂，分2次口服，每次100ml，早晚饭前30分钟口服。

【功效】补益脾肾，利湿降浊，活血通淋。

【适应证】**慢性肾盂肾炎（肾虚湿热证）**。症见：小便频数，淋漓不尽，腰脊酸痛，面浮足肿，神疲乏力，纳少便溏，舌紫暗，苔白或白腻，脉沉细。

【疗效】共治疗30例，近期治愈14例，显效10例，有效5例，无效1例。总有效率96.67%。

【来源】张将军，张传方．慢淋汤治疗30例慢性肾盂肾炎的疗效观察．中外医学研究，2011，9（30）：1－2

加减清心莲子饮

党参15g　黄芪15g　甘草6g　地骨皮10g　麦冬10g　柴胡8g

黄芩 6g　茯苓 15g　车前子 15g　石莲子 10g　蒲公英 10g　白花蛇舌草 15g　土茯苓 10g　桂枝 10g　荔枝草 10g

【用法】每日 1 剂，水煎取 400ml，分 2 次口服。1 个月为一疗程。

【功效】益气养阴，清热利湿通淋。

【适应证】**中老年反复发作性慢性肾盂肾炎（气阴两虚证）**。症见：小便频数，尿痛，尿后余沥，小腹坠胀，腰部隐痛，轻度浮肿或眼睑微肿，脉沉或滑数，主要针对中老年女性。

【疗效】3 个疗程后观察临床疗效，共治疗 25 例，有效率为 84%。

【来源】张雪峰，金仲达，张文军，等.清心莲子饮治疗中老年女性反复发作性肾盂肾炎临床疗效观察.内蒙古中医药，2011，(11)：3－4

固本解毒化瘀汤

黄芪　山药　菟丝子　蒲公英　败酱草　鱼腥草　丹参各 15g　党参　熟地　山萸肉　川牛膝　赤芍　土茯苓各 12g　益母草 10g

【用法】每日 1 剂，水煎 200ml，早晚分服。在服药期间忌过度劳累，少吃辛辣食品，多饮水保持尿量在 1500ml 以上。6 周一疗程。

【功效】扶正固本，解毒活血。

【适应证】**慢性肾盂肾炎（脾肾不足，湿热留恋证）**。症见：气短乏力，神疲倦怠，尿频、尿急、尿痛，腰酸，舌淡暗，苔白，脉沉。尿菌阳性。

【临证加减】发热寒战、尿频、尿急、尿痛，腰痛加重，舌红苔黄腻，脉弦数急性发病者，原方去黄芪、党参、菟丝子、山萸肉，加用车前子 15g、萹蓄 12g、龙胆草、川大黄各 10g、木通 6g、滑石 30g（包煎）；明显气短乏力，神疲倦怠，舌淡苔白，脉虚者重用黄芪 30g、党参 15g；尿血明显，舌淡苔白、脉沉细，用生地炭 12g、茜草、乌梅炭、丹皮各 10g；脓性尿为主者，在加重清热解毒药基础上，再加黄柏 15g、天花粉 20g；肢冷恶寒，夜尿频数者，加仙灵脾、乌药各 12g、鹿角胶、桑螵蛸、益智仁各 15g；五心烦热，潮热盗汗加知母、黄柏各 12g；兼面肿腿肿者，加薏苡仁 15g、防己 12g、冬瓜皮 20g；纳呆脘胀加黄连、吴茱萸各 6g、砂仁 10g、枳壳 12g。

【疗效】治愈 13 例，有效 16 例，无效 2 例，总有效率 93.5%。

【来源】霍云鹏，张美琴.固本解毒化瘀汤治疗慢性肾盂肾炎 31 例.山西中医，2012，28(8)：15－16

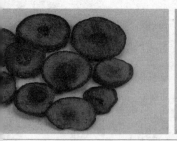
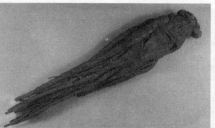
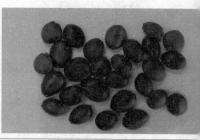

第九章

慢性尿酸性肾病

　　慢性尿酸性肾病是指因为人体内嘌呤代谢发生紊乱，不能及时地排出体外或者产生过多，引起血尿酸浓度升高，多余的尿酸形成结晶沉积在肾脏中，刺激肾脏周围组织，产生炎症造成肾组织细胞损害的一类疾病。临床表现为长期的高血尿酸、蛋白尿、肉眼或镜下血尿、尿的 pH 偏低。本病的发展过程中多伴高血压、高血脂等代谢紊乱，后期常有水肿、关节肿胀不利等表现。西医学认为，长期的高血尿酸不断地刺激人体组织器官是导致此病的病理学基础。近年来随着人民生活水平提高，饮食结构有了较大的改善，其发病率亦日益增多，中老年男性患者发病率较高。

　　根据慢性尿酸性肾病临床表现，可将其归为中医学的"痹证"、"血尿"、"历节"、"水肿"、"淋证"、"虚劳"、"腰痛"、"关格"等范畴，其中医学病机，可以归纳为痰浊湿瘀为标，脾肾亏虚为本。脾肾亏虚，湿瘀内阻为本病的主要病机。治疗上以清湿热，化瘀血，补益脾肾为主。

蠲痹汤加味

羌活 10g　姜黄 10g　当归 10g　黄芪 15g　赤芍 10g　防风 10g
炙甘草 6g

【用法】 水煎服，每天 2 次，每日 1 剂。

【功效】 祛风活血通络。

【适应证】 慢性尿酸性肾病。

【疗效】 治疗 18 例，显效 6 例，有效 8 例，无效 4 例。总有效率为
77.7%。

【来源】 包晓星，金伟明．蠲痹汤加味治疗尿酸性肾病 18 例．实用中西医结合杂志，
1998，11（10）：937

化湿泄浊祛瘀汤

土茯苓 30g　草薢 30g　苍术 15g　黄柏 12g　牛膝 12g　薏苡仁
30g　木瓜 20g　五加皮 15g　䗪虫 6g　元胡 9g　丹参 15g　车前草 30g

【用法】 水煎服，每天 2 次，每日 1 剂。

【功效】 化湿泄浊，活血祛瘀。

【适应证】 慢性尿酸性肾病（湿瘀内阻证）。症见：胸腹痞闷、纳呆、呕
恶、便溏尿多，肢体困重，头重昏蒙，面色萎黄或黧黑，口唇、爪甲紫暗，
皮下有瘀斑，舌质紫暗，或有瘀点或有齿痕，舌苔白腻，脉弦细涩。

【临证加减】 肾虚腰痛、乏力者选加杜仲、川续断、桑寄生；血虚明显者
选加当归、川芎、鸡血藤；气虚明显者选加黄芪、党参、白术、茯苓；大便
秘结选加大黄、枳实、厚朴；阳气虚衰者选加附子、桂枝；瘀血甚者选加桃
仁、红花、当归；肾功能不全者选加蒲公英、鱼腥草以解毒泄浊；合并结石
者选加金钱草、石韦、郁金、滑石。

【疗效】 治疗 54 例，显效 29 例，有效 21 例，无效 4 例。总有效率
为 92.59%。

【来源】 吴新林，李俊彪，周莺．化湿泄浊祛瘀法治疗湿浊瘀阻型慢性尿酸性肾病
54 例临床观察．中医杂志，2000，41（9）：532－533

防己黄芪汤加减

汉防己 15g　黄芪 30g　白术 10g　仙灵脾 10g　生薏苡仁 20g　秦艽 10g　泽兰 10g　泽泻 10g　当归 10g　车前子（包煎）10g

【用法】水煎服，每天 2 次，每日 1 剂。

【功效】健脾补肾，清热利湿，活血化瘀。

【适应证】**慢性尿酸性肾病（脾肾亏虚，湿瘀内阻证）**。症见：乏力、腰酸、轻度浮肿、夜尿增多，舌质暗，苔白腻或微黄腻，脉沉细。

【疗效】治疗 32 例，显效 17 例，有效 11 例，无效 4 例。总有效率 87.50%。

【来源】韩洪. 防己黄芪汤加减治疗慢性尿酸性肾病 32 例观察. 北京中医，2004，23（3）：155－156

益气养阴汤

黄芪 30g　太子参 15g　旱莲草 15g　茯苓 15g　丹参 20g　枸杞子 15g　萆薢 10g　薏苡仁 20g

【用法】水煎服，每天 2 次，每日 1 剂。同时服别嘌呤醇片，每次 100mg，每日 3 次。

【功效】益气养阴。

【适应证】**慢性尿酸性肾病（气阴两虚证）**。症见：腰酸腿软，疲乏无力或易感冒，手足心热，眼睑或下肢浮肿，口干咽燥，舌质偏红少苔，脉细或弱。

【疗效】治疗 32 例，显效 16 例，有效 13 例，无效 3 例。总有效率为 90.6%。

【来源】郭聂涛，杨进，李燕林. 益气养阴法治疗气阴两虚型慢性尿酸性肾病临床观察. 河南中医，2004，24（7）：31－32

补肾化湿通络汤

杜仲 10g　川续断 10g　桑寄生 30g　怀牛膝 15g　党参 20g　黄芪 20g　萆薢 10g　苍术 10g　薏苡仁 30g　车前子 20g　威灵仙 15g　大

黄 10g　泽兰 10g　桃仁 10g　红花 5g　川芎 10g

【用法】水煎服，每天 2 次，每日 1 剂。30 天为 1 疗程，连用 2 个疗程观察其疗效。同时给予别嘌呤醇每次 100mg，每日 2 次，必要时给予小苏打等药对症治疗。

【功效】补肾化湿通络。

【适应证】**慢性尿酸性肾病（肾虚湿浊阻络证）。**

【临证加减】热毒甚加黄柏 10g、知母 10g、石膏 30g、土茯苓 30g、忍冬藤 30g，去杜仲、川续断；关节痛变形加僵蚕 10g、地龙 10g、海桐皮 15g、三七 10g；肾结石加金钱草 30g、鸡内金 10g、海金沙 10g（包煎）、滑石 20g（包煎）、石韦 10g；肾虚加菟丝子 10g、仙灵脾 10g。

【疗效】治疗 23 例，显效 11 例，有效 9 例，无效 3 例。总有效率 86.9%。

【来源】杨进. 中西医结合治疗尿酸性肾病的临床观察. 中国中西医结合肾病杂志，2004，5（10）：601－602

🏵 活血泄浊汤

黄芪　太子参　萆薢各 15g　山茱萸　当归各 12g　崩大碗　丹参益母草各 25g　苍术　蚕沙　牛膝　大黄各 10g

【用法】水煎服，每天 2 次，每日 1 剂。

【功效】健脾补肾，活血泄浊。

【适应证】**慢性尿酸性肾病（脾肾不足，瘀浊内阻证）。**

【临证加减】湿热明显者加萹蓄、六一散；水肿者加茯苓皮、猪苓；腰痛甚加杜仲、续断；夜尿频多加益智仁、桑螵蛸；恶心呕吐者加代赭石、苏梗；关节痛加威灵仙、忍冬藤；血尿明显加白茅根、大蓟、小蓟；尿白细胞明显加蒲公英、白花蛇舌草；尿蛋白明显加石韦、爵床草；伴尿结石加威灵仙、鸡内金。

【疗效】治疗 38 例，显效 17 例，有效 18 例，无效 3 例。总有效率为 92.11%。

【来源】冯天保，冯瑞芳，谢桂权. 健脾补肾活血泄浊法治疗慢性尿酸性肾病 38 例临床研究. 天津中医药，2005，22（5）：391－392

清热利湿泄浊汤

　　黄柏 10g　苍术 10g　滑石 10g（包煎）　牛膝 15g　车前子 15g　草薢 15g　金银花 15g　忍冬藤 10g　蒲公英 30g　紫花地丁 10g　丹参 15g　知母 10g　制大黄 5g

【用法】水煎服，每天 2 次，每日 1 剂。同时服小苏打片 1.0g，3 次/天，别嘌呤醇 0.1g，3 次/天。

【功效】清热利湿泄浊。

【适应证】**慢性尿酸性肾病（湿热内蕴证）**。症见：反复腰痛，伴上腹胀、矢气，大便干结，口干，双下肢轻度浮肿，脚跖趾关节、踝关节红肿、压痛，舌质红苔黄，脉沉细。

【来源】金劲松. 邵朝弟教授治疗慢性尿酸性肾病的经验. 中国中西医结合肾病杂志，2005，6（4）：190 – 191

补肾健脾泄浊祛瘀方

　　黄芪 45g　党参 15g　熟地黄 20g　陈皮 15g　半夏 15g　桑寄生 20g　草薢 20g　薏苡仁 30g　土茯苓 30g　鸡血藤 30g　泽兰 15g　桃仁 15g　威灵仙 20g　大黄 10g

【用法】水煎服，每天 2 次，每日 1 剂。4 周为 1 个疗程，连用 2 个疗程。同时中药煎剂保留灌肠：生大黄 30g，六月雪 30g，蒲公英 30g，煅牡蛎 40g，白头翁 20g。阳虚明显者加炙附子 10g。水煎 200ml 高位保留灌肠，煎液温度 37℃ ~39℃。每日 1 次，保留 60 分钟以上。

【功效】补肾健脾，泄浊祛瘀。

【适应证】**慢性尿酸性肾病（脾肾不足，瘀浊内停证）**。

【临证加减】热毒盛者加黄柏 20g、白花蛇舌草 15g；湿浊重者加苍术 15g、蚕沙 15g、车前子 30g；血瘀甚者加丹参 15g、益母草 15g；肾虚腰痛者加狗脊 15g、杜仲 20g、续断 20g；兼夹痰凝者加僵蚕 7.5g、白芥子 10g、胆南星 7.5g；伴结石者加金钱草 30g、石韦 20g、鸡内金 10g。

【疗效】治疗 32 例，显效 12 例，有效 16 例，无效 4 例。有效率为 87.5%。

【来源】张立杰. 补肾健脾泄浊祛瘀方配合灌肠治疗尿酸性肾病 32 例. 河南中医，

2006, 26 (8)：41 - 42

❀ 补肾通痹汤

桑寄生 15g　怀牛膝 15g　黄芪 24g　党参 18g　当归 12g　川芎 6g　土茯苓 12g　萆薢 12g　薏苡仁 30g　车前子 9g　威灵仙 9g　生大黄 6g

【用法】水煎服，每天 2 次，每日 1 剂。

【功效】健脾益肾，化湿活血，通痹止痛。

【适应证】**慢性尿酸性肾病（脾肾不足，湿热瘀血阻滞证）。**

【临证加减】腰酸痛加续断 9g、狗脊 9g、杜仲 9g；关节痛剧加赤芍 12g、海桐皮 15g、忍冬藤 30g；热毒甚加黄柏 9g、知母 12g、生石膏 30g；肾结石加金钱草 30g、鸡内金 9g、海金沙 9g；纳差、乏力加炒白术 12g、炒麦芽 15g、炒谷芽 15g；夜尿多加覆盆子 12g、桑螵蛸 12g、乌药 9g。

【疗效】治疗 30 例，显效 5 例，有效 19 例，无效 4 例。有效率为 80%。

【来源】朱良伟，黄雪红，许文娟，等. 补肾通痹汤治疗慢性尿酸性肾病的临床观察. 环球中医药，2008，1 (5)：4 - 5

❀ 加味三妙散

苍术 15g　黄柏 15g　牛膝 15g　益母草 15g　山慈菇 10g

【用法】水煎服，每天 2 次，每日 1 剂。4 周为 1 个疗程。

【功效】清热祛湿，活血利水，解毒。

【适应证】**慢性尿酸性肾病（湿热瘀内阻证）。**症见：关节肿痛，浮肿，食少纳呆，腰脊酸痛，夜尿多，疲倦乏力，面色萎黄，舌红，苔黄厚，脉弦或滑。

【疗效】治疗 47 例，共 3 个疗程。临床控制 5 例，显效 14 例，有效 22 例，无效 6 例。总有效率为 87.2%。

【来源】向少伟，赖申昌，蒙宇华. 加味三妙散治疗慢性尿酸性肾病的临床研究. 中国中西医结合杂志，2009，29 (11)：979 - 978

❀ 降酸饮

黄芪 30g　泽兰 10g　水蛭 10g　土茯苓 20g　薏苡仁 20g　草薢

10g 蚕沙 10g 制大黄 10g

【用法】水煎服,每天 2 次,每日 1 剂。

同时予常规治疗,如低嘌呤、低蛋白饮食,禁饮啤酒,宜大量饮水。口服碳酸氢钠,3g/d,使尿 pH 保持在 6~6.5。

【功效】补肾活血,祛湿泄浊。

【适应证】**慢性尿酸性肾病(湿浊瘀内蕴证)。**

【疗效】治疗 30 例,显效 14 例,有效 13 例,无效 3 例。总有效率为 90.0%。

【来源】华琼,关明智 . 降酸饮治疗慢性尿酸性肾病 30 例 . 中医研究,2009,22 (12):22 - 23

健脾益肾方

生黄芪 30g 丹参 15g 山药 10g 生白术 10g 肉苁蓉 15g 豆蔻 10g 生大黄 10g 威灵仙 10g 土茯苓 15g 萆薢 15g 薏苡仁 15g 炙甘草 5g

【用法】水煎服,每天 2 次,每日 1 剂。同时配合别嘌呤醇,每次 100mg,每日 2 次。

【功效】健脾益肾泄浊。

【适应证】**慢性尿酸性肾病(脾肾两虚,湿浊内蕴证)。**

【疗效】治疗 46 例,显效 25 例,有效 17 例,无效 4 例。总有效率为 91.30%。

【来源】易无庸,杨俊,杨琴,等 . 加味健脾益肾方治疗慢性尿酸性肾病 46 例疗效观察 . 中国中医急症,2010,19(4):587 - 588

加味萆薢分清饮

川萆薢 15g 益智仁 15g 石菖蒲 10g 乌药 10g 泽泻 10g 茯苓 15g 山萸肉 15g 桂枝 4g 女贞子 15g

【用法】水煎服,每天 2 次,每日 1 剂。

【功效】利湿化浊。

【适应证】**慢性尿酸性肾病(湿浊内阻型)。**

【疗效】治疗 25 例，显效 13 例，有效 10 例，无效 2 例。总有效率为 92%。

【来源】刘淦新. 加味草薢分清饮治疗高尿酸血症 25 例. 光明中医，2011，26 (5)：957 – 958

❀ 排酸汤

秦皮　山慈菇　草薢　牛膝　白术　鸡血藤　狗脊各 10g　土茯苓　金钱草各 20g　车前子 30g（包煎）　大黄　炙甘草各 5g

【用法】水煎服，每天 2 次，每日 1 剂。

【功效】化浊解毒排酸。

【适应证】**慢性尿酸性肾病（浊毒内蕴证）**。症见：患者无特殊不适症状，尿酸偏高，面色灰暗，舌质淡，苔腻，脉弦细。

【来源】周宝宽. 痛风证治验案 6 则. 陕西中医，2011，32 (12)：1680

❀ 益肾泄浊汤

薏苡仁　怀牛膝　冬瓜皮　丹参各 30g　土茯苓　草薢各 20g　芡实　苍术　威灵仙各 15g　山药 12g　僵蚕　虎杖各 10g

【用法】水煎服，每天 2 次，每日 1 剂。

【功效】益肾泄浊。

【适应证】**慢性尿酸性肾病（肾虚湿浊内停证）**。

【疗效】治疗 54 例，显效 38 例，有效 12 例，无效 4 例。总有效率 92.6%。

【来源】曹晖，王晓红. 益肾泄浊汤治疗尿酸性肾病疗效观察. 陕西中医，2011，32 (12)：1584 – 1589

❀ 苍黄汤

苍术 15g　黄柏 15g　薏苡仁 30g　牛膝 15g　益母草 15g　山慈菇 10g

【用法】水煎服，每天 2 次，每日 1 剂。同时别嘌醇 100～200mg，每日 2～3 次口服，至血尿酸正常后改为维持量，即 100mg，隔日 1 次；碳酸氢钠片碱化尿液；血压升高者，予盐酸贝那普利片。

【功效】清热利湿解毒。

【适应证】**慢性尿酸性肾病（湿浊内阻证）**。症见：关节肿痛，浮肿，食少纳呆，腰脊酸痛，夜尿多，疲倦乏力，面色萎黄，舌红，苔黄，脉弦滑。

【疗效】治疗 47 例，临床控制 5 例，显效 14 例，有效 22 例，无效 6 例。总有效率 87.2%。

【来源】智国防.自拟苍黄汤配合西药治疗慢性尿酸性肾病 47 例疗效观察.2011，32（7）：37-38

防己黄芪汤合济生肾气加减

　　生黄芪 30g　汉防己 15g　生白术 15g　淮牛膝 10g　车前子 20g　生地 15g　山萸肉 12g　淮山药 15g　土茯苓 30g　川萆薢 15g　积雪草 30g　泽泻 12g　紫丹参 15g　生薏苡仁 30g　元胡 15g

【用法】水煎服，每天 2 次，每日 1 剂。

【功效】健脾补肾，运化水湿。

【适应证】**慢性尿酸性肾病（脾肾不足，湿热内停证）**。症见：足踝肿胀，皮肤色红，行走不便，腰酸，纳呆，大便溏泄，苔黄腻，舌胖，脉弦濡。

【来源】胡耀琪，储水鑫，唐娟.从脾肾论治慢性尿酸性肾病 2 则.中国中西医结合肾病杂志，2012，13（7）：637

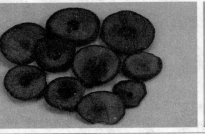
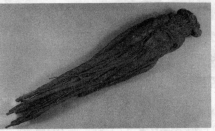
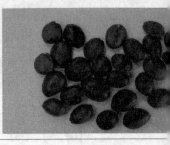

第十章

乳 糜 尿

乳糜尿的特征是小便混浊如乳汁，或似米泔水、豆浆一般，故名。本病的发病年龄以 30 ~80 岁为最高，且本病的复发率高达 20％ ~30％左右，其复发原因与过度劳累、酗酒、进食高脂肪、感冒发热、胎前产后等因素有关。其发病原因，目前认为系胸导管阻塞，局部淋巴管炎症损害，致淋巴动力学的改变，淋巴液进入尿路发生乳糜尿。另外有一部分患者与斑氏血丝虫病有关，由于丝虫进入淋巴管，造成淋巴管损害而成。

乳糜尿的治疗，过去用 10％硝酸银溶液作肾盂内灌注，有一定效果，但容易复发。采用手术治疗是将肾蒂淋巴管切断分离手术，或将肾淋巴管与腰淋巴干吻合术、大隐静脉与腹股沟淋巴结吻合术等，术后也有复发，且手术较为复杂。

乳糜尿多属中医学"膏淋"、"白浊"等范畴。其发病原因与脾肾二脏有密切关系。脾虚则运化无权，肾亏则封藏失司，而致精微下泄，清浊不分，下经膀胱，故小便混浊，如乳汁或如脂膏。本病早期为湿热标实为主，病久则脾肾亏虚，后期为虚实互相夹杂。治疗大法是补中益气，清热利湿，健脾益肾。

🪷 石莲子汤

石莲子份（打碎）60g　茯苓 12g　车前子 12g　泽泻 12g　萆薢 12g　熟地炭 3g　当归 9g　阿胶珠 12g　蒲黄炭 12g　甘草 4.5g

【用法】每日 1 剂，水煎，分 2 次服。服药期间宜低脂饮食，并配合卧床休息。

【功效】清热利湿，分清别浊。

【适应证】**乳糜尿（湿浊内盛证）**。症见：小便混浊如米泔，尿涩不畅，尿血，口黏，便溏；舌淡苔黄，脉弦。

【临证加减】肾阳虚者去萆薢、车前子、泽泻，加党参、黄芪、附子；肾阴虚者加山萸肉、丹皮、山药；血尿重者加仙鹤草、小蓟炭、藕节炭，三七粉冲服。

【疗效】本组 408 例均获随访。最短者 3 个月，最长者 10 年。治愈 287 例，好转 89 例，无效 32 例，有效率达 92.1%。

【来源】姚正子，吴智衡．石莲子汤治疗乳糜尿 408 例报告．新医学，1974，5（6）：257－258

🪷 清热通淋化瘀汤

石韦　萹蓄　萆薢　刘寄奴　鸡血藤各 30g　茯苓　生地　红花各 12g

【用法】每天 1 剂，分 2 次温服；遇病情重者，亦可每天 2 剂。

【功效】清热通淋，活血化瘀。

【适应证】**丝虫乳糜尿（湿热瘀血型）**。症见：小便混浊，或挟血块，舌暗红或边有瘀点，苔薄黄，脉弦涩。

【临证加减】久有脾虚者加党参 12g、黄芪 15g、白术 15g、山药 9g、白果 9g 等；有肾虚者加山萸肉、山药、枸杞子各 9g，莲子肉 12g。

【疗效】共治疗 178 例，痊愈 143 例，显效 24 例，好转 11 例。

【来源】陈克忠，岳文浩，林长春，等．清热通淋化瘀法治疗乳糜尿 178 例的临床观察．中医杂志，1983，（7）：40－41

🪷 乳糜煎

大青叶 18g　板蓝根 18g　草河车 18g　车前草 20g　生地黄 15g　川黄柏 12g　知母 10g　威喜丸 6～10g　生龟板 10～30g　六一散 10～30g　苦参片 24g

【用法】水煎服，每天 2 次，每日 1 剂，14 天为一疗程。

【功效】清热利湿解毒，滋阴补肾。

【适应证】**乳糜尿**（**肾阴不足，膀胱湿热型**）。症见：牛乳样小便，且时时出现块状物如脂如膏。伴溲时刺痛感，舌质红，脉弦细。

【临证加减】若腰酸痛乏力等肾亏症状明显者，加杜仲、枸杞子；伴遗精、带下清稀等症时，加金樱子、芡实、覆盆子；若尿检红细胞多者加大小蓟、白茅根；尿检白细胞多者加土茯苓、白花蛇舌草、半边莲；蛋白尿明显时加黄芪、党参、乌梅肉。

【疗效】本组 48 例中，经 1 个疗程治愈者（临床症状消失，尿检转阴）29 例；2 个疗程者 17 例，3 个疗程者 2 例。其中 36 例经 1 年以上追访，11 例经 3 年以上追访，均未见复发。仅有 1 例患者在一年半以后，因体力劳动过重而复发，经再度服此方治疗而愈。

【来源】方厚贤，杨荣. 运用名医张羹梅经验方治乳糜尿 48 例临床小结. 新中医，1990，（2）：54

🪷 活血分清饮

桃仁　当归　赤芍　川牛膝　车前子各 10g　红花　川芎　桑螵蛸　益智仁　制香附各 6g　萆薢 15g

【用法】水煎服，每天 2 次，每日 1 剂。

【功效】活血通瘀，补肾固精，分清泌浊。

【适应证】**乳糜尿**（**精微不固，清浊相干证**）。症见：小便混浊，腰酸、头晕乏力，女性可见带下绵绵量多，舌边有紫瘀斑点、脉弦等。

【临证加减】若湿热之象较显著，尿检脓球（＋）以上，去桑螵蛸、益智仁，加瞿麦、山栀子、凤尾草各 10g；若尿检有红细胞，基本方加生蒲黄（布包）10g，有阴器及下肢肿者且病程又短加桑叶、槟榔以利水杀虫；久治不愈者酌加炙升麻、柴胡、黄芪以升提中气。

【疗效】治疗乳糜尿 16 例，大多能在 20 剂药内临床治愈，且随访未见复发。

【来源】马俊．活血分清饮治疗乳糜尿．新中医，1990，(2)：36

桃核承气汤加味

桃红 9g　桂枝 6g　大黄 9g　芒硝 6g　赤芍　丹参　地龙各 15g
天花粉 18g　苍术 9g　黄柏　甘草各 6g

【用法】水煎服，每天 2 次，每日 1 剂。

【功效】清湿热，祛瘀血。

【适应证】**复发性乳糜尿（湿瘀互结证）**。症见：尿如米泔汁，尿中有絮样块状物，尿频急，痛引少腹，腰灼疼，舌青暗，边有瘀点，苔黄腻，脉细滑数。

【临证加减】腰痛加白芍 15g；尿不通畅加泽泻、车前子各 9g；尿道刺痛加生地 10g、木通 5g；口干苦加葛根 12g；发热头痛加银花、连翘各 9g。

【疗效】治疗 12 例，治愈 8 例，显效 1 例，有效 2 例，无效 1 例。总有效利率 93.5%。

【来源】曹会波．桃核承气汤加味治复发性乳糜尿 15 例．山西中医，1990，6 (2)：17

补脾固肾乳糜汤

黄芪 30g　青蒿 30g　马鞭草 30g　煅龙骨（另包先煎）30g　煅牡蛎（另包先煎）30g　菟丝子 12g　桑螵蛸 12g　升麻 12g　锁阳 15g
泽泻 9g　五倍子 9g　琥珀末（研粉另冲）3g

【用法】水煎服，每天 2 次，每日 1 剂。

【功效】补脾清湿热，固肾调阴阳。

【适应证】**乳糜尿（肾虚，湿热下注证）**。症见：颜面苍黄带晦暗，精神疲乏，小便混浊不清，舌正红苔薄白或薄黄，脉象沉细数。

【临证加减】本方中黄芪的量要大于 30g，并配用五倍子。这两味药对疗效影响很大，临床上若去掉了五倍子或减轻黄芪用量，则效果大为减弱。

【疗效】8 例中最长服药 30 剂，最短服药 5 剂。均痊愈。其中 1 例 2 年后复发，经用原方治疗而愈。

【来源】张国忠．补脾固肾乳糜汤治疗乳糜尿．江西中医药，1990，21（5）：35

🪷 飞廉分清汤

飞廉草 50g　萹蓄 10g　菟丝子 10g　石韦 10g　茯苓 15g

【用法】水煎服，每天 2 次，每日 1 剂。

【功效】清热利湿，佐以健脾益肾。

【适应证】**乳糜尿（湿热证）**。症见：小便混浊，甚至如牛乳，疲倦乏力，纳谷减少，大便溏薄，舌淡红、苔薄腻，脉细弱。

【临证加减】脾气虚弱者加黄芪、党参、炒白术；腰酸腰痛、头晕耳鸣、舌淡红、脉细数属肾阴不足者，加杜仲、川续断、女贞子、旱莲草；尿中出现烂鱼肠样块状物，排尿困难、尿血量多色紫，属瘀血内阻者，加丹参、蒲黄炭、桃仁；检查见微丝幼者，加海群生配合治疗。

【疗效】治疗 986 例，治愈 789 例，好转 124 例，无效 63 例。

【来源】顾文海．飞廉分清汤治疗乳糜尿 986 例临床观察．新中医，1991，（10）：38－39

🪷 补中益气汤化裁

生黄芪 30g　潞党参 20g　炒白术 12g　升麻 6g　全当归 10g　银柴胡 6g　炒枳壳 12g　广陈皮 6g　土茯苓 30g　地肤子 15g

【用法】水煎服，每天 2 次，每日 1 剂。

【功效】补中益气，清热除湿解毒。

【适应证】**乳糜尿（中气不足，兼有湿毒证）**。症见：小便呈乳白色如米泔水样，时夹带白色凝块段血块，四肢倦怠，气短懒言，面色㿠白，口唇淡红，舌淡苔薄白，脉弱。

【临证加减】气虚兼有湿热夹杂者加萆薢 30g，灯心 3g；若尿急痛，尿路阻塞明显者原方去党参加泽泻 10g、赤苓 12g；脾肾同病，精气不固者原方加黄精 15g、金樱子 30g、芡实 30g；若气虚血瘀，溲暗红，舌有瘀斑、瘀点，舌紫暗，可加丹参 15g、蒲黄 10g、五灵脂 6g。

【疗效】治疗 32 例，临床治愈 22 例，好转 9 例，无效 1 例。总有效率

96.1%。

【来源】孙风霞，马元君．补中益气汤化裁治疗乳糜尿 32 例．贵阳中医学院学报，1992，14（3）：23 - 24

🪷 金锁固精丸

川黄柏 10g　肥知母 10g　蒺藜 10g　苏芡实 15g　熟地 10g　白莲须 10g　煅龙骨　煅牡蛎各 30g　墨旱莲 12g　山萸肉 10g　淮山药 30g　荠菜 30g

【用法】水煎服，每天 2 次，每日 1 剂。20 天为 1 个疗程。

【功效】滋阴清热，固涩摄精。

【适应证】**乳糜尿（肾阴亏虚、精关不固证）**。症见：小便混浊不清，如脂如膏，反复发作，伴腰膝酸软，头晕耳鸣，咽燥口干，舌质微红，苔薄腻，脉细数。

【疗效】药服 18 剂，小便清利，腰酸头晕俱感减轻，小便乳糜试验阴性。遂继以前方增删，配合服金匮固精丸和知柏地黄丸，每日 3 次，每次各 6g。共服煎剂 46 剂而愈。随访至今未见复发。

【来源】杨玉岫．金锁固精丸临床运用验案．湖北中医杂志，1992，(6)：45

🪷 杀虫消糜汤

苦参 20g　山楂 30g　茯苓　车前子各 15g　槟榔　地龙　萆薢　海藻各 10g

【用法】水煎服，每天 2 次，每日 1 剂。

【功效】健脾消糜，清热利湿。

【适应证】**丝虫病乳糜尿（脾虚湿滞，湿热下注证）**。症见：尿如米泔状，混浊如浆，睡眠及肉食后加重，伴口干苦，小便微涩痛，腰酸腹胀。舌淡红苔白厚干燥或黄腻，脉濡数或弦数。

【临证加减】证偏重于湿热下注，加黄柏、滑石、石韦、金钱草、栀子等；乳糜夹血淋涩作痛，加炒蒲黄及冲服琥珀末以凉血化瘀；偏脾肾虚不固者，加黄芪、党参、山茱萸、五味子、诃子、芡实等，补益消涩同用。

【疗效】治疗 54 例，治愈 39 例，好转 15 例。

【来源】陈述万．杀虫消糜汤治疗丝虫病乳糜尿 54 例．北京中医，1992，（3）：21－22

🪷 化瘀清浊汤

益母草 15g　萆薢 15g　茯苓 15g　菟丝子 15g　黄芪 15g　薏苡仁 15g　炮山甲 10g　桃仁 10g　红花 10g

【用法】水煎服，每天 2 次，每日 1 剂。

【功效】活血化瘀，健脾益肾，清利湿热。

【适应证】**乳糜尿（脾肾不足，兼有湿热血瘀证）**。症见：面色晦滞，神疲乏力，头晕目眩，腰酸膝软，尿如米泔。尿检蛋白及红细胞阳性，时有脓细胞，乙醚试验阳性。舌苔白腻，舌暗红，脉细涩。

【临证加减】瘀血严重者，加泽兰、䗪虫、皂角刺、王不留行。

【疗效】35 例中有 28 例近期痊愈，4 例好转，3 例无效。

【来源】姚惕安．"化瘀清浊汤"治疗乳糜尿 35 例．江苏中医，1993，（2）：21

🪷 柴莲汤

柴胡　黄芩　石莲子　茯苓　蚤休　白花蛇舌草　车前草　滑石　甘草

【用法】水煎服，每天 2 次，每日 1 剂。

【功效】清热利湿。

【适应证】**乳糜尿（湿热内蕴证）**。症见：头晕、神疲乏力，口干苦喜饮，小便涩痛不畅，混浊如米泔水，夹有凝块，混有血液，进食油腻之品后加重。舌质红，苔黄，脉弦略数。

【临证加减】热重于湿型加栀子、丹皮、赤芍；湿重于热型加白豆蔻、藿香、茵陈。

【疗效】治疗 24 例，痊愈 23 例，未痊愈 1 例。治疗时间最长 1 月，最短10 天，平均 15 天左右。半年后随访无 1 例复发，随访观察时间最长达 4 年。

【来源】饶和平．柴莲汤治疗乳糜尿 24 例．四川中医，1993，（12）：34

🪷 乳糜尿汤

萆薢 30g　萹蓄 30g　石韦 30g　海金沙 30g　茯苓 18g　黄柏 10g

生地 15g　红花 10g

【用法】水煎服，每天 2 次，每日 1 剂。

【功效】清热通淋，利湿活血。

【适应证】**乳糜尿（湿热内蕴兼有瘀血证）**。症见：小便混浊呈乳白色，并有块状物排出，吃油腻食物后加重，并伴腰酸乏力，舌淡红，苔黄厚，脉沉弦。

【临证加减】脾虚者，加党参、黄芪、白术、山药；肾虚者，加热地、山萸肉；血尿者，加白茅根、仙鹤草，或云南白药；蛋白消失慢者，加石莲子、金樱子、芡实、菟丝子；腰痛者，加桑寄生、川续断；热甚者，加赤水豆、生栀子；有瘀血者，酌情加刘寄奴、鸡血藤、益母草，桃仁、丹参等。

【疗效】治疗 110 例，痊愈 80 例，显效 14 例，好转 15 例，1 例死于急性感染尿毒症。

【来源】张继东. 陈克忠治疗乳糜尿经验. 天津中医，1994，11（2）：35

🪷 血府逐瘀汤

生地　当归　赤芍　桃仁各 12g　川芎　红花各 6g　柴胡　枳壳　怀牛膝各 10g　桔梗　生甘草各 5g

【用法】水煎服，每天 2 次，每日 1 剂。15 天为 1 个疗程。

【功效】活血化瘀。

【适应证】**乳糜尿（瘀血阻滞证）**。症见：尿色混浊，面色萎黄，体胖，舌质淡红、边有瘀斑、苔薄黄，脉细涩。

【临证加减】尿痛加车前子（包煎）15g 以清热利水；遇劳即发者加黄芪 30g 以益气活血；血性乳糜尿加女贞子、旱莲草各 15g 以凉血止血。

【疗效】治疗 30 例，痊愈 12 例，显效 10 例，好转 6 例，无效 2 例。总有效率 93.3%。

【来源】桑健. 血府逐瘀汤治疗乳糜尿 30 例. 江苏中医，1994，15（3）：17

🪷 乳糜饮

生黄芪 20g　怀山药　石莲子各 30g　益智仁　石韦各 10g　菟丝子　白及各 15g　向日葵白茎 1 尺许

【用法】水煎服，每天2次，每日1剂。

【功效】补肾健脾，清热止血。

【适应证】**乳糜尿（脾肾气虚证）**。症见：小便混浊，甚至如膏，乏力困倦，腰酸不适，大便溏，舌淡，苔白，脉细。

【临证加减】若四肢倦怠，食欲不振，气短便溏，加焦白术、炒扁豆、党参、生薏米；若腰酸痛，带下清稀，遗精耳鸣，加炒杜仲、覆盆子、芡实、金樱子等；若兼湿热下注，小便淋沥不畅，加瞿麦、篇蓄、车前草；若血尿明显，加荠菜花、小蓟炭、茜草根、白茅根。

【疗效】共36例患者，21例痊愈（临床症状完全消失，尿检转阴，随访1年以上未复发），13例好转（临床症状消失，尿检转阴，6个月以上至1年之内有复发），2例无效（3个月之内复发）。

【来源】丁连全，杜玲．乳糜饮治疗乳糜尿36例．浙江中医杂志，1994，（11）：508

🪷 地锦草方

地锦草30～50g　党参　淮山药　黄芪　川草薢各20g　茯苓　白术　枣肉各10g　当归6g　芡实15g

【用法】取鲜地锦草全草洗净，湿热重者每次40～50g，轻者30g，加红糖15g，水500ml，煎至200ml，每日2次。同时配合验方（党参、淮山药、黄芪、川草薢各20g，茯苓、白术、枣肉各10g，当归6g，芡实15g），每日1剂。

【功效】清热祛湿，凉血止血，健脾补气。

【适应证】**乳糜尿（湿热内蕴，脾虚气陷证）**。症见：小便如膏脂凝块，赤白相兼，食油腻辛燥之品或操劳过度则症状加剧，伴胸闷气短，头晕且重，寐则惊惕，腰膝酸软，舌质淡红，苔薄黄，脉细数。

【临证加减】中气下陷者加升麻8g；瘀血者加桃仁10g、丹参15g。

【来源】陈水山．地锦草治乳糜尿效佳．浙江中医杂志，1994，（11）：522

🪷 健脾升清汤

黄芪20g　党参15g　白术　茯苓各15g　升麻10g　草薢　怀山

药 生地各 15g 车前子 芡实 甘草各 10g

【用法】水煎服，每天 2 次，每日 1 剂。20 天为 1 个疗程。

【功效】补气升阳，益肾固精。

【适应证】**乳糜尿（脾肾不足，精微不固证）**。症见：小便混浊反复发作，形体消瘦，神疲乏力，纳食少，舌体胖、舌苔薄白或微黄腻，脉细或细数。

【疗效】共服 1～3 个疗程。治愈 25 例，好转 19 例，无效 6 例。有效率 88%。

【来源】姬云海. 健脾升清汤治疗乳糜尿 50 例. 江西中医药，1995，20（2）：24

苦参清淋汤

苦参 25g 土茯苓 30g 猪苓 15g 石韦 30g 益母草 20g 白茅根 15g 丹皮 18g

【用法】水煎服，每天 2 次，每日 1 剂。个别病人服后出现厌食、呕吐等症，方中可酌加小茴香、砂仁等养胃之品。

【功效】清热利湿，化瘀凉血止血。

【适应证】**乳糜尿（湿热瘀血内阻证）**。症见：小便混浊并夹有少许凝块，伴口干口苦，舌质红，苔黄腻，脉滑数。

【临证加减】证属湿热者，加黄柏、木通、车前子；脾肾阳虚者，加黄芪、杜仲；肾阴亏虚者，加天冬、旱莲草、女贞子；阴阳俱虚者，加菟丝子、桑寄生、续断、杜仲、枸杞子。

【疗效】痊愈 42 例，有效 13 例，无效 3 例。

【来源】崔现军，范丽欣. 苦参清淋汤治疗乳糜尿 58 例. 山东中医杂志，1995，14（5）：205

程氏萆薢分清饮

萆薢 60g 车前子 20g 茯苓 20g 莲子心 20g 菖蒲 20g 黄柏 15g 丹参 30g 白术 15g

【用法】每日 1 剂，水煎 2 次后混合（约 1000ml）分 2 次早晚各服 1 份。

【功效】健脾利湿清热。

【适应证】**乳糜尿（脾虚湿热证）**。症见：小便混浊，尿黄热痛，或挟血块，疲乏，舌淡，苔黄厚，脉弦。

【临证加减】若小便黄热痛甚者，可加木通、黄芩、滑石，加强清热通淋之力；若小便挟血者，可加小蓟、白茅根、翻白草以清热止血；若小腹胀急，尿涩不畅者，可加青皮、乌药利气消胀；如见尿混如膏，甚则如涕（块），溺时涩痛者，可加苦参、赤芍、石韦以清热燥湿，利水通淋。

【来源】蒋祥瑞，云亭. 萆薢分清饮治疗乳糜尿体会. 中国乡村医生杂志，1995，(8)：30

🪷 石灰鸡蛋方

生鸡蛋　生石灰

【用法】取生鸡蛋数个埋入适量生石灰中，浇上水，在使生石灰变成熟石灰的过程中把鸡蛋烧熟，然后去壳食之，每日 4～5 个，连食 2 周即可。

【功效】补虚杀虫。

【适应证】**乳糜尿（丝虫病型）**。

【疗效】患者以上法治疗 2 周后，乳糜尿消失。随访 2 年未复发。

【来源】夏长清. 生石灰烧鸡蛋治疗乳糜尿. 中国民间疗法，1997，(1)：46

🪷 石莲清糜汤

石莲子　茯苓　山药　苏芡实　薏苡仁各15g　海金沙30g　生白术　萆薢各12g　石菖蒲　焦山楂各10g

【用法】水煎服，每天 2 次，每日 1 剂。15 剂为 1 个疗程。

【功效】益脾肾，淡渗祛湿。

【适应证】**乳糜尿（脾肾不足，清浊不分证）**。症见：小便混浊呈乳白色，有时带凝决，劳累或食油腻之物后加重，腰酸乏力，舌苔薄腻，脉濡数。

【临证加减】湿热甚者加黄柏、山栀、瞿麦、车前子；凝块瘀阻者加王不留行、冬葵子、路路通；出血者加大小蓟、蒲黄炭、藕节炭、仙鹤草、白茅根、琥珀末（冲服）；脾肾阳虚者加肉苁蓉、补骨脂、巴戟天、益智仁、乌药；阴虚者加玄参、生地、女贞子、旱莲草、枸杞子等。

【疗效】32 例中，治愈 17 例，好转 12 例，无效 3 例。总有效率

90.63%。

【来源】黄守正，刘国香．石莲清糜汤治疗乳糜尿 32 例．安徽中医临床，1997，9 (1)：18

石莲白及汤

石莲子 60g　白及 30g　乌药 15g　菟丝子　乌贼骨各 20g　生蒲黄 15g　萹蓄 20g　草薢 20g

【用法】水煎服，每天 2 次，每日 1 剂。10 剂为 1 个疗程。

【功效】补脾肾，固精气，止血生肌，清利湿热。

【适应证】**顽固性乳糜尿**。症见：小便混浊反复发作，经久不愈，精神不振，面色淡白无华，舌淡，脉沉细等。

【临证加减】脾虚甚者加党参、黄芪、白术；肾亏明显者加益智仁、覆盆子、龟板胶、水陆二仙丹；块多加穿山甲、石菖蒲、大蓟、小蓟。

【疗效】本组 98 例中，痊愈 65 例，显效 31 例，好转 2 例。总有效率 100%。

【来源】许亚平，宋华丽．石莲白及汤治疗顽固性乳糜尿 98 例．湖南中医杂志，1997，13 (4)：36

黄芪地龙汤

生黄芪　淮山药　芡实　莲须　川草薢　益智仁　墓头回　广地龙各 30g　党参　金樱子　覆盆子　苦参各 20g

【用法】水煎服，每天 2 次，每日 1 剂。

【功效】健脾益肾，升清利湿，活络化瘀，固精。

【适应证】**慢性乳糜尿（脾肾不足，湿瘀内阻证）**。症见：尿浓浊白如乳色，甚则结块，偶有涩痛感，头晕乏力，腰酸腹坠。舌质暗红，脉细涩。

【临证加减】贫血乏力加仙鹤草；肾阳虚如附子；便溏加菟丝子；并发下肢流火加苎麻根；血尿加生地榆、仙鹤草。

【疗效】治疗 45 例，治愈 40 例，有效 5 例。

【来源】姚广智．黄芪地龙汤治疗慢性乳糜尿 45 例．四川中医，1998，16 (1)：26

🪷 分清泌浊饮加味

川草薢 10g   石菖蒲 10g   车前子（包）30g

【用法】水煎服，每天 2 次，每日 1 剂。

【功效】分清泌浊。

【适应证】**乳糜尿**。症见：小便混浊如米泔水，置之沉淀如絮状，上有浮油如脂，挟有凝块，尿道热涩疼痛，舌红、苔黄腻，脉濡数。

【疗效】治疗 36 例，显效 27 例，有效 6 例，无效 3 例。总有效率为91.7%。

【来源】张佩元．分清泌浊饮加味治疗乳糜尿 36 例．实用中医药杂志，1998，14（3）：44

🪷 射干汤

射干 15g

【用法】水煎后加入白糖适量，每日 1 剂，分 3 次服。或制成水丸，每次4g，每日 3 次，饭后服用，10 天为一疗程。

【功效】清热利咽，通淋化浊。

【适应证】**乳糜尿**。

【临证加减】病较久者加川芎、赤芍；乳糜血尿者加生地、仙鹤草。

【疗效】治疗 104 例，治愈 94 例，无效 10 例。总治愈率 90.4%。

【来源】胡熙明．中国中医秘方大全．上海：文汇出版社，1999，477

🪷 蛇苇汤

白花蛇舌草   石韦   荠菜花各 15~30g   射干 10~15g   茯苓 20g
参三七 5~10g

【用法】水煎服，每天 2 次，每日 1 剂。10 剂为 1 个疗程。可治疗 4 个疗程。

【功效】清热湿热，活血化瘀。

【适应证】**乳糜尿**（**湿热下注证**）。症见：尿频，小便浑浊如米泔样，尿道热涩疼痛，口干口渴，舌红、苔黄腻，脉濡数，脉弦数。

【临证加减】若尿道灼痛或尿频、尿急加黄柏、蒲公英、紫花地丁；腰酸加怀牛膝、补骨脂；乳糜血尿者加仙鹤草、地榆炭、丹皮；尿不畅者加泽泻、车前草、木通；病程长者加桃仁、丹参。

【疗效】痊愈 31 例，好转 6 例，无效 1 例。总有效率 97.39%。

【来源】陈新开. 蛇苇汤治疗乳糜尿 38 例. 实用中医药，1999，15（5）：15

乳糜汤

白矾 3g　草薢 30g　山楂 30g　淮山药 30g　石莲子 10g

【用法】水煎服，每天 2 次，每日 1 剂。

【功效】分清别浊。

【适应证】**乳糜尿**。症见：小便混浊，甚至如膏，尿不畅，大便溏，舌淡，苔白，脉弦细。

【临证加减】对脾肾两虚证，常加健脾益肾之药，如党参、白术、茯苓、黄芪、熟地、益智仁、甘草等；对阴虚内热证，常配滋阴清热、凉血通淋之药，如旱莲草、生地、丹皮、知母、黄柏、泽泻、石韦等；对湿热伤络，血膏兼淋证，常伍清热利湿、凉血通淋之药，如滑石、白茅根、小蓟、旱莲草等；对久病下元不固，精浊滑泄证，常辅以固肾涩精之药，如芡实、莲须、石榴皮、五味子等药。

【来源】宾学森. "乳糜汤"治乳糜尿体会. 江西中医药，2000，31（1）：30

消浊汤

石菖蒲 20g　乌药 10g　益智仁 15g　山药 15g　甘草梢 10g　荔枝草 10g　大蓟　小蓟各 30g

【用法】水煎服，每天 2 次，每日 1 剂。

【功效】健脾益肾，分清别浊，补肾固涩。

【适应证】**乳糜尿（脾肾不足，清浊不分证）**。症见：尿液混浊有凝块，上有浮油，伴小腹坠胀，头晕乏力，腰酸膝软，面色白，舌质淡，苔薄腻，脉细弱。

【临证加减】若尿道灼热涩痛等湿热之象较显著者，去山药，加用黄柏、紫花地丁、车前子、白术、茯苓各 10g；若久治不愈，头晕乏力者加黄芪 30g、党参 15g、炙升麻 10g。

【疗效】总有效率 92.3%。

【来源】秦遐玲，王立基，载伯荣. 消浊汤治疗乳糜尿 26 例. 河北中医，2000，22（1）：43

益气分清汤

党参 黄芪 煅龙骨各 15g 白术 茯苓 萆薢 益智仁 石菖蒲各 10g 升麻 炙甘草各 5g

【用法】水煎服，每天 2 次，每日 1 剂。

【功效】益气固涩，分清化浊。

【适应证】**乳糜尿（脾气不足，清浊不分证）**。症见：小便混浊，呈乳白色，疲劳或食油脂后即发作，神倦乏力，不耐劳累，纳谷尚可，大便正常，舌质淡红，苔薄白，脉细滑。

【临证加减】湿热偏盛者加黄柏、车前子；肾阴亏损者选用山茱萸、女贞子；肾阳虚衰者加补骨脂、菟丝子；尿浊带血者选用白茅根、仙鹤草、琥珀。

【疗效】36 例中，治愈 23 例，好转 10 例，无效 3 例。总有效率 91.7%。

【来源】李国安，徐兆山. 益气分清汤治疗乳糜尿疗效观察. 河北中医，2000，22（10）：730

益肾理血汤

益智仁 芡实各 10g 熟地 淮山药各 12g 黄芪 生地 侧柏炭各 15g 萆薢 茯苓各 20g 煅牡蛎 30g

【用法】水煎服，每天 2 次，每日 1 剂。

【功效】益肾理血。

【适应证】**乳糜尿（脾肾不足，瘀血阻滞证）**。症见：乳糜血尿，伴少腹下坠，溲如米泔，挟有血块，小便断续涩痛，头晕，乏力，形体瘦弱，舌质淡、苔薄腻，脉细软。

【临证加减】湿热瘀滞显著时，酌加桃仁 10g、当归 15g、红花 12g、丹参 30g；气虚明显者加党参、沙苑蒺藜各 20g；肾虚明显者加枸杞、续断各 10g；小便涩痛者加萹蓄、车前子（包）各 10g、甘草梢 5g。

【疗效】63 例中痊愈 14 例，好转 45 例，无效 4 例。总有效率 93.7%。

【来源】符成杰孙良美．益肾理血汤治疗乳糜血尿 63 例．陕西中医 2000，21（10）：441

治浊固本汤

草薢 15g 菟丝子 15g 益智仁 10g 石菖蒲 10g 芡实 30g 莲须 30g 白鸡冠花 30g

【用法】水煎服，每天 2 次，每日 1 剂。

【功效】固肾化浊。

【适应证】**乳糜尿（肾虚，浊气不化证）**。症见：尿白如脂膏，上有浮油，下有肥脂样沉淀，面色萎黄，头晕乏力，腰脊酸痛，食欲不振，舌质淡苔薄，脉沉细。

【疗效】治疗 21 例，治愈 9 例，显效 6 例，有效 4 例，无效 2 例。总有效率 90.5%。

【来源】刘新惠．治浊固本汤治疗乳糜尿 21 例．山东中医杂志，2001，20（6）：353

四子三七汤

五味子 金樱子 菟丝子 石莲子各 20g 白及 10g 山药 白术 茯苓 川草薢各 15g 广三七粉 6g（冲服）

【用法】水煎服，每天 2 次，每日 1 剂。

【功效】补脾固肾，化瘀利浊。

【适应证】**乳糜尿（湿浊内蕴，肾气不固证）**。症见：小便混浊如米汤夹有絮状物，伴腰酸、头晕、四肢乏力，舌淡苔少，脉沉细涩。

【临证加减】加减湿热甚者加黄柏 10g、知母 8g；腰膝酸痛加杜仲、制首乌各 10g；蛋白多者加黄芪 20g、党参 10g。

【疗效】治疗 86 例，痊愈 78 例，显效 7 例，无效 1 例。总有效率为 98.8%。

【来源】桑任佐，桑奎．四子三七汤治疗乳糜尿 86 例．四川中医，2001，19（6）：40

🪷 马鞭草汤

马鞭草 30g　金樱子 15g　芡实 30g　玉米须 30g　益智仁 12g　莲须 10g　黄柏 10g　黄芪 20g　白术 10g

【用法】水煎服，每天 2 次，每日 1 剂。

【功效】滋补脾肾，分清降浊。

【适应证】**乳糜尿（脾肾不足，气化不行证）**。症见：尿乳白色，有时呈白色油脂状凝块，小便时尿道无疼痛之感，进荤食后症状加重。伴有头晕目眩，神疲乏力，腰部酸痛，舌苔薄白，脉沉细，尺部尤甚。

【疗效】治愈 21 例，好转 15 例，无效 2 例。总有效率为 94.7%。

【来源】潘述平. 马鞭草为主治疗乳糜尿. 中医杂志，2001，42（7）：393

🪷 猪苓汤加味

猪苓　茯苓　泽泻　滑石各 15g　阿胶 10g　青蒿 60g

【用法】水煎服，每天 2 次，每日 1 剂。

【功效】养阴清热利湿。

【适应证】**乳糜尿（阴虚湿热下注证）**。症见：患者因劳累而致小便浑浊，白如米泔，夹有白色凝块，伴头晕脑胀，午后潮热，腰膝酸痛，舌质红苔黄腻，脉濡细。

【疗效】1 剂后，小便转清，复查尿常规正常，乳糜定性试验阴性，余症亦减轻。药至 10 剂，诸症皆失。守方继进 20 剂，乳糜尿病情稳定，且患者来告：双侧乳腺小叶增生症亦愈。

【来源】周志龙. 经方临床治验举隅. 北京中医杂志，2003，22（2）：59

🪷 山楂汤

生山楂 90g

【用法】每日 1 剂水煎服，15 天为 1 个疗程，治疗时忌油脂。

【功效】消食健胃，活血化瘀，驱虫。

【适应证】**单纯性乳糜尿**。症见：小便混浊如米泔水，置之沉淀如絮状，上有浮油如脂，挟有凝块，尿道热涩疼痛，舌红、苔黄，脉濡数。

【疗效】治愈 19 例，好转 8 例，无效 5 例。总有效率 84.4%。

【来源】张金荣，曹新胜. 山楂治疗单纯性乳糜尿 32 例. 中国民间疗法，2003，11 (7)：56

黄芪荷叶分清汤

炙黄芪 荷叶 太子参 炒白术 炒山药 炙升麻 金樱子 炒黄柏 土茯苓 大蓟 小蓟 粉萆薢 蒲黄

【用法】水煎服，每天 2 次，每日 1 剂。1 个月为 1 个疗程。

【功效】补气，分清，化浊。

【适应证】**乳糜尿（中气不足、下元不固，清浊不分证）。**症见：面色少华，腰酸膝软，小便浑浊如米泔水，夹白色块状物，苔薄白腻，脉细弱。

【疗效】痊愈 70 例，有效 39 例，无效 11 例。总有效率为 90.8%。

【来源】殷俊. 黄芪荷叶分清汤治疗乳糜尿. 湖北中医杂志，2003，25 (11)：40

石莲子汤

石莲子 30 ~ 60g 石韦 15 ~ 20g 金钱草 30g 萹蓄 15g 瞿麦 15g 金樱子 30g 当归 15g 白芍 15g 杜仲 15g 菟丝子 20g 升麻 10g 柴胡 20g 陈皮 15g 太子参 30g 黄芪 20g 萆薢 15g 地肤子 15g 芡实 30g 益智仁 15g

【用法】水煎服，每天 2 次，每日 1 剂。

【功效】益气固涩，清热利湿，分清祛浊。

【适应证】**乳糜尿（脾肾不足，湿热内蕴证）。**症见：小便混浊，呈乳白色，有时带凝块，每食荤腥之物加重，小便不痛，头晕体乏，时重时轻，舌质淡，苔黄腻，脉细数。

【疗效】痊愈 49 例，有效 8 例，无效 3 例，总有效率 95%。

【来源】姜标. 自拟石莲子汤治疗乳糜尿 60 例. 中国社区医学，2005，8 (2)：46

秘元煎

山药 30g 白术 人参各 15g 芡实 金樱子 茯苓各 12g 远志 五味子各 10g 酸枣仁 25g 炙甘草 5g

【用法】水煎服，每天 2 次，每日 1 剂。连续服用 30 天为一疗程，治疗期间控制油脂和高蛋白类食物。

【功效】健脾补肾，固摄下元。

【适应证】**乳糜尿（脾肾不足，下元不固证）**。症见：小便混浊，乏力倦怠伴食欲减退，小腹坠胀，腰腿酸软，舌淡胖，苔薄白，脉细弱。

【临证加减】尿浊挟血者加大蓟、小蓟各 30g、三七粉 3g；腰酸痛加续断、杜仲各 15g；气虚甚加黄芪 30g。

【疗效】38 例患者中，痊愈 23 例，有效 11 例，无效 4 例，总有效率为89%，平均治愈时间 31±7 天。

【来源】尚振民．秘元煎治疗乳糜尿 38 例疗效观察．中国社区医师，2005，21（11）：37

《金匮》肾气丸加味

　　　干地黄　山茱萸　山药　黄芪　芡实各 15g　附子　白术　萆薢
　　茯苓　泽泻各 10g　肉桂　牡丹皮各 6g

【用法】水煎服，每天 2 次，每日 1 剂。

【功效】温肾化浊。

【适应证】**乳糜尿（肾阳虚，湿浊不化型）**。症见：形体清瘦，精神不振，面色苍白，腰酸膝软，夜尿多，舌淡苔白，脉细弱。

【疗效】服药 3 剂后，小便清亮，腰酸乏力减轻。上方减萆薢、牡丹皮，再服 6 剂，并嘱其控制肥甘油腻食物、勿过度劳累，随访未复发。

【来源】杨德胜．《金匮》肾气丸验案 2 则．河南中医，2006，26（2）：19

加味猪苓汤

　　　猪苓 20g　茯苓 15g　泽泻　阿胶（烊化）　鹿角霜　补骨脂　益智仁各 10g

【用法】水煎服，每天 2 次，每日 1 剂。

【功效】养阴利水，温补固涩。

【适应证】**乳糜尿（水湿内停，肾气不固证）**。症见：小便混浊如牛奶，伴腰酸不适、不欲饮食，舌苔薄白、脉弦。

【临证加减】如伴有尿频、尿急、尿痛者，加黄柏15g、车前子（包煎）10g；尿常规化验有红细胞加白茅根20g、仙鹤草10g；尿常规化验有白细胞、脓细胞加蒲公英、紫花地丁、败酱草各20g。

【疗效】26例，痊愈9例，有效14例，无效3例。有效率为89.7%。

【来源】袁晓萍．加味猪苓汤治疗乳糜尿26例．中医药学刊，2006，24（3）：529

❀ 石虎汤

石莲子（打碎） 虎杖各30g 石菖蒲12g 黄芩 黄柏 知母各15g 重楼 白花蛇舌草各30g 甘草6g

【用法】水煎服，每天2次，每日1剂。

【功效】清热利湿，化瘀泄浊。

【适应证】**乳糜尿（湿热蕴结证）**。症见：小便涩痛，混浊如米泔水，进食油腻物后加重，口干苦，大便正常，舌质红，苔黄，脉弦数。

【临证加减】血尿加小蓟、茜草各30g；脾虚加党参、黄芪、白术各30g；肾气虚加党参30g，山茱萸、菟丝子各15g；肾阴虚加山药24g、山茱萸15g、生地、麦冬各30g；肾阳虚加山药24g、山茱萸15g、附子（先煎）、肉桂（后下）各9g。

【疗效】治疗56例，痊愈35例，好转16例，无效5例。总有效率91.1%。

【来源】饶和平．自拟石虎汤治疗乳糜尿56例临床观察．辽宁中医杂志，2006，33（6）：696

❀ 茯菟丸

茯苓 菟丝子 莲子 芡实 炒白术各15g 山药 黄芪各20g 小茴香 桂枝各8g 露蜂房 白花蛇 舌草各10g

【用法】水煎服，每天2次，每日1剂。

【功效】益气健脾，化湿去浊，温肾通阳固摄。

【适应证】**乳糜尿（脾肾不足，清浊不分证）**。症见：体倦懒言，小便混浊同米泔水，甚或豆浆样，伴小便时有胶状黏物排出，腰酸乏力，食欲差，睡眠欠佳，大便溏，舌淡白有齿痕、苔薄腻，脉细滑。

【临证加减】尿血或夹血块加赤芍、三七；蛋白尿、小便不利加萆薢、车前子、益母草；腰酸加杜仲、续断；大便秘结加火麻仁、决明子。

【疗效】治疗 41 例，治愈 34 例，好转 5 例，无效 2 例。总有效率为 95.12%。

【来源】杨楚徐. 茯菟丸加味治疗乳糜尿 41 例疗效观察. 新中医，2006，38 (7)：45

🪷 抗糜煎

萆薢 30g　石菖蒲 20g　益智仁 20g　石莲子 30g（打碎）　黄芪 30g　玉米须 60g　牡蛎 40g（先煎）　全蝎 6g　车前子 30g（布包）

【用法】水煎服，每天 2 次，每日 1 剂。

【功效】利湿化浊，补虚固涩。

【适应证】**乳糜尿（脾虚湿滞证）**。症见：小便混浊反复发作，甚至尿出如脂膏，神疲乏力，大便溏薄，舌淡红、苔腻，脉细弱。

【疗效】治疗 32 例，显效 20 例，有效 7 例，无效 5 例。总有效率为 84.3%。

【来源】黄怡，杨修策. 自拟抗糜煎治疗乳糜尿 32 例. 光明中医，2006，21 (8)：79

🪷 补阳还五汤

黄芪　萆薢各 30g　当归　赤芍各 15g　桃仁　红花　地龙　川芎　石菖蒲各 12g　薏苡仁 20g　甘草 6g

【用法】水煎服，每天 2 次，每日 1 剂。

【功效】益气活血，泌清别浊。

【适应证】**乳糜尿（气虚血瘀证）**。症见：小便混浊如米泔水，反复发作，面色萎黄，神疲乏力，舌淡紫，苔薄白，脉沉细涩。

【疗效】服药 5 剂后，小便转清，乳糜试验阴性，为巩固疗效，守上方继服 15 剂，随访至今未发。

【来源】刘源. 补阳还五汤临床新用三则. 长江大学学报，2008，5 (4)：58

观音座莲方

苦参 10g　萆薢 15g　栀子 12g　观音座莲 30g　乌敛莓 30g

【用法】水煎服，每天 2 次，每日 1 剂。

【功效】清热利湿。

【适应证】**乳糜尿（湿热型）**。症见：小便混浊或夹有凝块，上有浮油或带血色，或带有血丝、血块，或尿道涩痛伴有灼热感，口渴，舌红，苔黄，脉滑数。

【临证加减】血尿者，加荠菜 20g。

【来源】胡贵荣. 乳糜尿中医论治 3 法. 中医研究，2009，22（12）：34-35

固肾涩精方

菟丝子 20g　金樱子 30g　淮山药 30g　莲子须 12g　生龙骨 30g　芡实 15g　石莲子 15g　五倍子 6g

【用法】水煎服，每天 2 次，每日 1 剂。

【功效】温肾固涩。

【适应证】**乳糜尿（肾虚证）**。症见：尿浊迁延，小便乳白色如凝脂或冻胶，精神萎顿，消瘦无力，腰膝酸软，头晕，耳鸣，舌淡苔白，脉沉细。

【来源】胡贵荣. 乳糜尿中医论治 3 法. 中医研究，2009，22（12）：34-35

升脾举陷方

黄芪 40g　葛根 30g　土茯苓 20g　金樱子 15g　乌敛莓 30g　淮牛膝 15g　升麻 10g

【用法】水煎服，每天 2 次，每日 1 剂。

【功效】健脾益气，升清固涩。

【适应证】**乳糜尿（脾气虚证）**。症见：尿浊反复发作，日久不愈，小便混浊如白浆，少腹坠胀，小便不畅，面色无华，消瘦，神疲乏力，或进食油脂加重，舌淡，苔白，脉细。

【临证加减】尿血加小蓟 10g、阿胶 15g（烊化）；肢冷便溏，加附子 10g、炮姜炭 6g。

【来源】胡贵荣. 乳糜尿中医论治3法. 中医研究, 2009, 22 (12)：34 - 35

🪷 清浊汤加味

芡实　莲子各30g　萆薢　桑螵蛸各10g　甘草6g

【用法】水煎服，每天2次，每日1剂。连服10剂为1个疗程，共服3个疗程。

【功效】补益脾肾，清利湿浊。

【适应证】**乳糜尿（脾肾不足，清浊不分型）**。

【疗效】治愈43例，好转30例，未愈5例。总有效率为93.59%。

【来源】李军. 清浊汤加味治疗乳糜尿78例. 河南中医, 2011, 31 (2)：164

🪷 水蜈蚣合萆薢分清饮

萆薢15g　石菖蒲10g　益智仁10g　车前子15g（包煎）　通草5g
生苡米30g　土茯苓30g　玉米须15g　牛膝15g　苍术10g　黄柏10g
山药15g　石韦10g　茯苓30g　水蜈蚣30g

【用法】水煎服，每天2次，每日1剂。

【功效】清热利湿。

【适应证】**乳糜尿（湿热下注证）**。症见：小便混浊如米泔水，或有浮油如脂，排尿不畅，大便粘滞，舌红苔黄腻，脉弦数或滑数。

【来源】杨利. 水蜈蚣治疗乳糜尿验案举隅. 湖北民族学院学报, 2011, 28 (4)：51 - 52

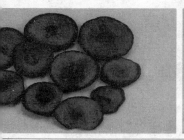
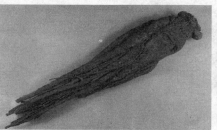
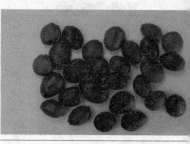

第十一章

尿 石 症

尿石症是泌尿系统各部位结石病的总称，是泌尿系统的常见病。根据结石所在部位的不同，分为肾结石、输尿管结石、膀胱结石、尿道结石。本病的形成与环境因素、全身性病变及泌尿系统疾病有密切关系。其典型临床表现可见腰腹绞痛、血尿，或伴有尿频、尿急、尿痛等泌尿系统梗阻和感染的症状。

中医学认为泌尿系结石属淋证、腰痛等范畴。其病因主要为：湿热、气滞、血瘀、肾虚。且四者互为因果，相互为用。故中医临床治疗，既遵循中医学的整体观念、辨证施治，又结合西医学的各项诊疗手段和理化检查等。综合分析判断，辨病与辨证相结合，确立治法治则。拟出代表方剂，并随症加减。真正起到了"排、溶、碎、取、安、防"六法并治尿石症的共同作用，为结石病患者带来了福音。

🪷 大黄牡丹汤

大黄 10g　桃仁 12g　冬瓜子 30g　牡丹皮 9g　芒硝（冲服）9g

【用法】水煎服，每日 1 剂。

【功效】泻热破瘀，散结消肿。

【适应证】**尿石症（湿热瘀结下焦证）**。症见：腹痛拒按，牵引痛剧，大便干结，或发热恶寒，脉弦滑而数。

【来源】《金匮要略》

🪷 石韦汤

石韦 30g　榆皮 45g　大枣 10 枚　通草、甘草各 6g　黄芩　冬葵子　白术各 10g　生姜 9g

【用法】以清水 1600ml，分 2 次煎药，每次约得 300ml，混匀。分 3 次口服。

【功效】利水通淋，清热祛湿。

【适应证】**尿石症（湿热蕴结下焦证）**。症见：小便淋涩作痛，甚或血尿，尿中或见沙石，或伴有腰酸、腰痛，舌苔黄腻，脉滑数。

【临证加减】临证用方时，也可加金钱草 30～60g，以助利尿排石；若损伤血络而见尿血，可配入大蓟、小蓟、生地黄。

【来源】《备急千金要方》

🪷 加味葵子茯苓散

冬葵子 90g　茯苓　滑石各 30g　芒硝 15g　生甘草　肉桂各 7.5g

【用法】上药研为细末，每次 6～9g，每日 3 次。

【功效】清热祛湿，温肾利尿化石。

【适应证】**尿石症（湿热蕴结、日久肾不化气证）**。症见：小便淋沥，尿道涩痛。

【来源】《张氏医通》

沉香散

沉香　石韦　滑石　王不留行　当归各15g　冬葵子　白芍各2g
炙甘草　陈皮各8g

【用法】上药为细末，每次6g，空腹时大麦煎汤送下，每日3次。

【功效】行气和血通淋。

【适应证】**尿石症（气血不和证）**。症见：小腹胀满，小便涩痛不通。

【来源】《三因极一病证方论》

沙淋丸

生鸡内金（去净沙石）30g　生黄芪　知母各24g　生杭白芍　硼
砂各18g　朴硝　硝石各15g

【用法】上药共研细末，炼蜜为丸，如梧桐子大。空腹时用开水送服9g，
每日2次。

【功效】益气养血，缓急止痛，化消结石。

【适应证】**尿石症（气血亏虚证）**。症见：小便疼痛异常，艰涩量少，或
尿中见血，舌质淡，脉弦虚。

【来源】《医学衷中参西录》

滑石散

滑石60g　石韦　瞿麦　蛇床子　当归　通草　地胆（去足，熬）
钟乳各6g　车前子9g　细辛　炙蜂房各3g

【用法】上药为细末，每次3g，以葵汁麦粥送下，每日3次。

【功效】清热活血，利尿通淋。

【适应证】**尿石症（湿热瘀滞证）**。症见：小便浑黄艰涩，茎中疼痛沥
沥，昼夜百余行，或尿中夹砂石，或尿中见血。

【来源】《外台秘要》

淋沥汤

石韦9g　榆皮　冬葵子各9g　滑石　通草各12g

【用法】水煎服，每日 1 剂。

【功效】清热化湿，通淋排石。

【适应证】**尿石症（湿热证）**。症见：小便热痛，淋沥不畅。

【来源】《外台秘要》

🪷 淡竹叶汤

　　　淡竹叶　甘草　灯心草　枣子　乌豆　车前子（各适量）

【用法】上药不拘多少，以水浓煎，去渣取汤，代开水饮服。

【功效】清热利湿。

【适应证】**尿石症（下焦湿热程度较轻者）**。症见：小便不畅，尿色偏黄，口微渴，舌尖红，苔腻薄黄，脉滑数。

【来源】《世医得效方》

🪷 独圣散

　　　黄葵花（花、子俱用）30g

【用法】上药为细末，每次 3g，食前米汤调下，每日 3 次。

【功效】利尿通淋。

【适应证】**尿石症（湿热郁滞证）**。症见：小便赤涩难下，苔腻，脉滑。方中黄葵子能活血坠胎，故孕妇禁用。

【来源】《医宗必读》

🪷 硼砂散

　　　硼砂　琥珀　赤茯苓　蜀葵子　陈橘皮（各等份）

【用法】上药为细末，每次 7.5g，用葱头 2 根（去心），麦门冬 21 粒，蜜 2 匙，新水煎取清汁调下。或绿豆水浸，和皮研，取清汁调下。

【功效】利尿通淋，活血化石止痛。

【适应证】**尿石症（下焦湿热瘀滞证）**。症见：小便赤涩热痛，少腹或腰部急痛剧烈，舌苔黄腻，脉弦滑。

【来源】《仁斋直指方》

化石汤

熟地黄60g 薏苡仁 泽泻 麦门冬各15g 山茱萸 茯苓 玄参各30g

【用法】水煎服，每日1剂。

【功效】滋阴清热，利尿化石。

【适应证】**尿石症（阴虚热结下焦证）**。症见：尿中夹有砂石，疼痛欲死，用尽力气始得尿出而后快，或病程日久，腰膝酸痛，舌红少苔，脉细数。

【来源】《辨证录》

化沙汤

熟地黄60g 山茱萸30g 甘草6g 泽泻 车前子各9g

【用法】水煎服，每日1剂。

【功效】滋肾补阴，利尿通淋。

【适应证】**尿石症（肾阴亏损、虚火煎熬而成石淋、砂淋证）**。症见：小便赤涩淋沥，或夹有砂石，腰膝酸软，口渴咽干夜甚，舌质红而瘦小，脉细数。

【来源】《辨证录》

消石神丹

泽泻 熟地黄各90g 茯苓 麦门冬 小麦 薏苡仁 车前子 山茱萸各150g 青盐30g 骨碎补60g 芡实250g 肉桂9g

【用法】上药为末，蜜为丸，每次30g，早晚热开水吞下。

【功效】补肾滋阴，利尿通淋。

【适应证】**尿石症（日久肾阴亏损证）**。症见：小便淋沥艰涩，尿中夹五色砂石，未尿前痛甚，已尿之后觉宽快，腰酸陷痛，眩晕脚弱，舌质偏红，脉细数。

【来源】《石室秘录》

加味大承气汤

酒大黄10g 芒硝10g 枳实10g 厚朴10g 金钱草10g 海金沙

30g　鸡内金15g　王不留行10g　穿山甲10g　车前草10g　木通10g
泽泻15g

【用法】水煎服，每日1剂。大黄、芒硝不必后下。

【功效】泻热通下，行气导滞。

【适应证】**泌尿系结石**（**热结肠胃证**）。症见：小便赤涩淋痛，大便秘结，腹痛拒按，胸腹痞满，舌苔黄燥，脉滑数。

【疗效】以本方为主治疗泌尿系结石138例，治愈134例，排石最快2天，最慢33天。

【来源】李瑞兰，刘种德．加味大承气汤治疗泌尿系结石138例．中西医结合杂志，1989，(11)：692-693

益气滋阴排石汤

补骨脂　菟丝子　车前子　木通　白芍　乌药　川牛膝各10g
黄芪　党参　旱莲草　生地黄　鸡内金各15g　金钱草　海金沙（包煎）各20g　滑石30g（包煎）　甘草5g

【用法】水煎服，每天1剂，分早晚2次服。

【功效】补肾益气，滋阴排石。

【适应证】**老年多发性泌尿系结石**。症见：腰腹疼痛，血尿，排尿不畅，乏力，舌红，苔薄，脉沉细。

【临证加减】血尿加大蓟、小蓟各15g；小腹胀痛加木香10g；腰部酸软隐痛加胡桃仁15g、杜仲10g。

【疗效】治疗75例，治愈66例，有效7例，无效2例。总有效率97.3%。

【来源】彭四姣．补肾益气、滋阴排石法治疗老年多发性泌尿系结石75例．新中医，2005，37(8)：71

穿破石汤

穿破石　路路通各20g　海金沙（包煎）　金钱草各30g　石韦
泽泻　太子参　生地　鸡内金各15g　赤芍10g　甘草5g

【用法】水煎服，每日1剂，用6碗水煎成2碗，分上下午服。15天1个疗程，一般连服 2 个疗程再复查了解结石情况。

【功效】活血通淋，涤除砂石，利水养阴。

【适应证】**尿结石（湿热下注，化火灼阴证）**。症见：突发腰部绞痛，反射至下腹并牵引外阴作痛，痛如刀割，小便红色，舌质暗红，苔微黄，脉弦滑。

【临证加减】痛甚加元胡、川楝子，血尿重者加小蓟、白茅根；脾虚加党参、茯苓；腰痛加桑寄生；阴虚加女贞子；血虚加黄精。

【疗效】87 例中痊愈 46 例，有效 26 例，无效 15 例。总有效率为 82.6%。

【来源】吴士康. 穿破石汤治疗尿结石 87 例. 四川中医，1999，17（2）：26

🪷 大黄附子汤加味

大黄 10g　制附子 20g（先煎）　细辛 3g　金钱草 20g　枳实 6g

【用法】水煎服，每日 1 剂，15 天为 1 个疗程。

【功效】寒热并用，破癥通瘀。

【适应证】**泌尿系结石（寒凝经脉，气滞血瘀证）**。症见：腰腹绞痛（肾绞痛），脉弦实。

【临证加减】疼痛剧烈者，先给予西药止痛后，再服中药。

【疗效】66 例中，治愈 15 例，好转 47 例，无效 4 例。总有效率为 93.9%。

【来源】陈锡华. 大黄附子汤加味治疗泌尿系结石. 上海中医药杂志，2004，38（7）：35

🪷 化瘀解痉利尿汤

金钱草 30g　桃仁 12g　鸡内金 15g　三棱 12g　石韦 15g　白芍 20g　生甘草 10g　大黄（酒制）10g　牛膝 15g　猪苓 15g　淡盐水为引

【用法】水煎服，每日 1 剂。

【功效】化瘀解痉，利尿排石。

【适应证】**尿结石（下焦瘀血蓄结证）**。症见：腰部刺痛呈阵发性，并向少腹部放射，舌质暗红，苔黄，脉细数。

【临证加减】病初起有血尿者加琥珀1.5g、白茅根15g；病久体虚加黄芪20g、熟地15g；腰痛甚者白芍用至30g、加元胡15g；有尿路感染者加金银花30g、紫花地丁20g。

【疗效】治疗32例，治愈23例，有效4例，无效5例。总有效率84.3%。

【来源】崔金爱，王昭华. 化瘀解痉利尿法治疗尿结石. 内蒙古中医药，2010，(5)：62

加味八正散

车前子（包）　滑石（包）　金钱草各30g　木通　萹蓄　瞿麦　栀子各12g　大黄6g（包）　黄芪　石韦各15g

【用法】每日1剂，水煎2次，取药汁400ml。早晨6：00或7：00时口服200ml，1/2小时后饮水500~1000ml；活动30分钟，根据结石位置可改变活动体位，同时口服颠茄合剂20ml，或口服延胡止痛片3片；下午口服中药200ml。7~10天为一疗程。休息3天后再行第2疗程。一般3~4个疗程。

【功效】清热利湿，通淋排石。

【适应证】泌尿系结石（湿热下注证）。症见：腰腹疼痛，小便不利，大便不爽，舌红苔黄，脉弦。

【临证加减】肾结石而正气虚者加太子参15g、山萸肉、鸡内金各10g；湿热重者加黄柏15g、银花30g；血尿者加白茅根30g；结石久排不下加丹参、莪术各15g。

【疗效】治疗188例，治愈118例，有效48例，无效22例。总有效率88.3%。

【来源】王琨. 加味八正散治疗泌尿系结石188例. 陕西中医，2007，28（3）：306

百灵排石汤

鲜生鸡内金1个（切碎）捣烂冲服　地龙10g　金钱草100g　海金沙50g　滑石50g　沉香10g　车前草10g　牛膝10g　琥珀末2.5g　木通6g　王不留行15g　炙鸡内金粉8g（分2次冲服）

【用法】水煎服，每日1剂，疗程1个月。

【功效】清热利湿，通淋化石。

【适应证】**泌尿系结石（湿热蕴积，煎熬成石证）**。症见：小便有砂石样物，小便难，色黄赤，如有实物阻塞，排尿中断，小便赤痛，窘迫难忍，舌质红，苔薄黄，脉弦或带数。

【临证加减】阴虚加女贞子10g；肾阳虚加胡桃肉10g；舌红苔黄，尿赤便秘，加大黄、山栀各10g；湿热加猪苓10g，薏苡仁10g；血尿重加蒲黄10g，三七粉5g（冲服）；痛剧加元胡10g，莪术10g。

【疗效】治疗50例，治愈42例，有效6例，无效2例。总有效率96.0%。

【来源】谢林瑞. 自拟百灵排石汤治疗泌尿系结石50例. 安徽中医临床杂志，2003，15（2）：144

🪷 三金排石汤

金钱草60g 鸡内金30g 海金沙20g（包煎） 石韦15g 萹蓄15g 车前子15g 瞿麦12g 滑石12g 木通10g 黄芪25g 川牛膝15g 生白芍15g 肉苁蓉12g 炒王不留行15g 威灵仙30g

【用法】每日1剂，水煎，早晚分2次空腹温服，10天为一疗程。结石未排出者或没有全部排去者，间隔2~3天再治疗1~2个疗程。服药期间嘱多饮水，保持尿量每天2000~3000ml，可做跳跃活动，促使结石下降。另外，可取站立位，手握空拳，量力击打腰部，以振动结石，使之下行。同时禁酒及辛辣香燥、刺激、油腻食物。

【功效】清热通淋，补肾溶石排石。

【适应证】**泌尿系结石（湿热蕴结下焦证）**。症见：腰背、腹部胀痛或绞痛，或有尿频、尿急、尿痛，或小便中断，或小便肉眼血尿，舌质红，苔黄，脉弦数。

【临证加减】伴尿路感染者加蒲公英30g、金银花30g；血尿者加白茅根30g、三七粉3g（吞服）、仙鹤草20g；肾积水明显者加鹿角霜10g、肉桂8g、泽泻10g；腰酸痛明显者加桑寄生20g、杜仲10g、续断12g、枸杞子18g；体质壮实而结石横径较大者加白芷10g、炒皂角刺10g、穿山甲6~8g；尿路狭窄者加入䗪虫10g、穿山甲8g；腰腹痛剧者加入醋元胡15g、醋五灵脂10g、炒小茴香 8g、广木香 10g；体质虚弱者加当归 12g、熟地黄 12g；病久结石滞、络脉不通者可加三棱、莪术各 10g；腰腹部隐疼、酸痛，腰膝酸软乏力、神疲倦怠者加仙灵脾 10g、炒补骨脂 12g、旱莲草 15g、女贞子 15g、桑寄生 15g。

【疗效】治疗 68 例，痊愈 45 例，有效 18 例，无效 5 例，总有效率 92.6%。

【来源】杨贵志，刘金芳．三金排石汤治疗泌尿系结石 68 例．实用中医药杂志，2012，28（6）：464

🪷 清热通淋化瘀汤

金钱草 30g　鸡内金 30g　海金沙 30g（另包）　石韦 20g　白芍　川牛膝　车前子各 20g　乌药 15g　琥珀 5g（冲服）　滑石 20g　红花 20g　穿山甲 10g

【用法】每日 1 剂，加清水 500ml，浸泡 30 分钟，煮沸后用文火煎 2 次，每次 30 分钟，滤汁混匀，早晚分服，10 天为 1 个疗程，治疗 2～3 个疗程。部分病例在绞痛期适当予以西药消炎止痛处理。

【功效】清热通淋，化瘀排石。

【适应证】尿路结石（湿热瘀血阻滞下焦证）。症见：腰腹疼痛，小便灼热；舌红，苔黄腻，脉滑数。

【临证加减】气滞血瘀加枳实、赤芍；湿热下注加金银花、黄柏；肾阴不足加女贞子、旱莲草；气虚明显加黄芪、党参、白术；血虚加当归、枸杞子；肾阳虚加补骨脂、沙苑子、锁阳、制附子；血尿明显加白茅根、三七粉；绞痛者加元胡、川楝子等。

【疗效】痊愈 52 例，好转 25 例，无效 8 例。

【来源】孙素明，李红卫．清热通淋化瘀法治疗尿路结石 85 例．中医研究，2004，17（1）：47

🪷 解毒利尿排石汤

金钱草 50g　鸡内金　海金沙（包煎）　白芍　台乌　车前草各 15g　金银花　穿破石　石韦　海浮石　滑石各 30g　威灵仙 10g　甘草 6g

【用法】上药水煎 2 次，早晚分服。10 天为一疗程，疗程间隔 2～3 天，连服 2 ~ 3 个疗程。肾绞痛配合镇痛药，合并尿路感染酌情使用抗生素治疗。服药期间结合大量饮水或饮磁化水及做跳跃运动。

【功效】清热解毒，利尿排石。

【适应证】**尿结石（下焦湿热证）**。症见：发作时有腰腹绞痛，甚则面色苍白，出冷汗，恶心呕吐，可伴发热、尿频、尿急、尿刺痛或排尿中断，或肉眼血尿或有砂石排出，舌质淡红，苔黄，脉弦。

【临证加减】气虚加黄芪 30g；肾绞痛加元胡 15g；肾虚加补骨脂 15g；胃寒加干姜 12g。

【来源】陈翠华，翁风泉．解毒利尿排石汤治疗尿结石 68 例．实用中区药杂志，1999，15（5）：23

🪷 排石汤

金钱草 40 ~ 60g　海金沙　台乌　石上柏　鸡内金　滑石　郁金各 15g　阴阳莲 20g　藿香　石菖蒲各 10g　甘草 5g

【用法】水煎服，每日 1 剂，并嘱多渴水及适当做跳跃运动以助结石排出。

【功效】清热利湿，溶石排石。

【适应证】**泌尿系结石（下焦湿热，蕴结成石证）**。症见：腰腹疼痛，小便不利，舌红苔腻，脉弦滑。

【临证加减】腰酸胀，肾积水较重者加黄芪 30g、牛膝 15g；腹痛甚，加元胡 15g、王不留行 20g。

【疗效】本组病例 176 例，经 10 ~ 20 天治疗，临床治愈 64 例，好转 87 例。总有效率达 85.4%。

【来源】何炔平．中药排石汤治疗泌尿系结石 176 例．陕西中医，2001，22（4）：216

🪷 泌尿结石汤

金钱草 30g　海金沙（布包）　鸡内金　补骨脂　冬葵子　王不留行　猪苓　茯苓　泽泻　滑石（布包）　车前子（布包）　石韦　瞿麦丹参　郁金　元胡　蒲公英　大蓟　小蓟　川牛膝各 15g

【用法】每日1剂，水煎分3次服，服药前后20分钟各服温开水500ml，药后每35分钟做针对性跳跃运动15分钟。

【功效】清利湿热，通淋排石。

【适应证】**泌尿系结石**（下焦湿热，蕴结成石证）。症见：腰腹疼痛，小便不利，舌红苔腻，脉弦滑。

【疗效】治疗60例，治愈49例，有效8例，无效3例。总有效率95%。

【来源】贾朝阳. 泌尿结石汤治疗泌尿系结石60例. 中国中医药科技，2006，13（6）：381

通化排石汤

竹节香附10g　川牛膝30g　炮山甲15g　当归12g　金钱草30g　石韦30g　海金沙15g（包煎）　生鸡内金15g　黄郁金15g　赤茯苓20g　六一散30g（包煎）

【用法】每日1剂，加水1000ml浓煎取300ml分2次口服。10剂后休息2天，60剂为1个疗程。配用西药：硝苯吡啶20mg，每日2次，随服中药1小时后口服。疼痛剧烈时加用10mg吞下含服，呕吐剧烈时加用黄体酮20mg肌内注射。

【功效】通利散结，行气化瘀，软坚化石。

【适应证】**尿石症**（下焦湿热，蕴结成石证）。

【临证加减】血瘀加三棱、莪术各15g，血尿加小蓟20g、益母草30g；尿流中断加琥珀3g（冲服）。

【疗效】58例中，治愈（结石排出，症状消失，B超、腹部平片结石阴影消失）19例，好转（症状改善，腹部平片、B超结石缩小或部位下移）28例，未愈11例。总有效率为81.03%。

【来源】王大榕. 通化排石汤配合西药治疗尿石症58例观察. 实用中西医结合临床，2002，2（6）：16

消石饮

金钱草50g　海金沙20g　薏苡仁15g　甘草梢10g　冬葵子12g　乳香10g　牛膝15g　鸡内金20g　草薢10g　琥珀粉2g（冲服）　滑石

30g 萹蓄 15g 瞿麦 15g 元胡 20g

【用法】每日 1 剂，水煎分早晚 2 次服。

【功效】清热通淋，化瘀散结，软坚排石。

【适应证】**泌尿系结石（下焦湿热，气滞血瘀证）**。症见：腰部或下腹部疼痛不适，或小便频数涩痛，或夹有砂石，纳差、脘腹胀闷、舌红、苔白或黄腻，脉弦或细数。

【临证加减】血尿明显者加白茅根 30g；肾盂积水加泽泻 15g、猪苓 15g、车前子 30g；气虚加黄芪 30g、党参 20g；肾虚加杜仲 30g、续断 15g。

【疗效】治疗组 32 例，治愈 19 例，好转 10 例，无效 3 例。总有效率 90.6%。

【来源】李俊松，刘庆冬，潘昉. 消石饮治疗泌尿系结石 32 例. 中国民族民间医药，2011，(4)：101

消石散

琥珀 生鸡内金 滑石（其比例为 1：4：6，共研细面）

【用法】每次服用 6g，分早晚 2 次空腹服。可服干面，亦可用蜂蜜调糊状服用同时用金钱草适量备茶送服。

【功效】化石消利。

【适应证】**泌尿系结石（下焦湿热，蕴结成石证）**。症见：腰腹疼痛，小便不利，舌红苔腻，脉弦滑。

【疗效】治疗 53 例，治愈 48 例，无效 5 例。总有效率 90.5%。疗程最短 1 周，最长 10 周。

【来源】杨永海，程华敏，曾兆珍. 中药消石散治疗泌尿系结石 53 例. 陕西中医，2001，22 (4)：213

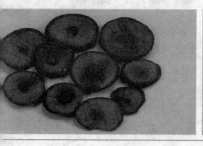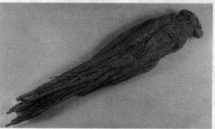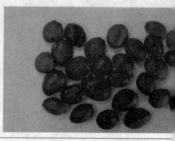

第十二章
急性肾功能衰竭

急性肾功能衰竭，又称急性肾衰，是一种涉及多系统的临床常见危重病症。可由多种病因致病，临床表现为肾功能在数天或数周内迅速恶化、体内代谢产物潴留、肾小球滤过率下降以及由此引起的水、电解质及酸碱平衡紊乱的临床综合征。本病起病急骤，进展迅速，临床死亡率极高。

本病属于中医学"关格"、"癃闭"、"肾风"范畴。病机主要为湿热邪毒壅滞三焦，肺脾肾膀胱功能失调；或湿邪浊毒阻滞，损及脾胃，肾虚不能化水，以及瘀血络阻等，导致水液不能正常排泄，浊邪积聚体内，泛于三焦，从而出现尿少、尿闭，浊毒潴留的严重证候。

第一节 内服方

❀ 石韦散

石韦30g 车前子 瞿麦 赤茯苓 海金沙 榆白皮 冬葵子各15g

【用法】每日2剂，水煎服。并结合西药速尿1000mg1日3次，静脉注射；碳酸氢钠1.5g，1日3次口服；青霉素80万单位1日2次肌内注射。

【功效】清热解毒，利水通淋。

【适应证】急性高尿酸血症引起的急性肾衰。

【疗效】本方治疗1例，2天后尿量增加，症状好转。继用原方加泽泻30g，碳酸氢钠改为1.0g，1日3次口服。32天后痊愈。

【来源】杨林等. 中西医结合杂志. 1989，(5)：269

❀ 桃核承气汤加味

大黄 芒硝各10~15g（便秘者可重用之） 枳实 桃仁各10g
生地 麦冬 猪苓各15g 白茅根30g

【用法】每日1剂，水煎服。

【功效】泻下热毒，凉血散瘀，滋阴生津，通利二便。

【适应证】出血热急性肾功能衰竭。

【疗效】治疗出血热急性肾功能衰竭202例，病死率为3.92%，明显优于西药对照组的21.18%。

【来源】周学平. 周仲瑛教授治疗出血热急性肾衰的经验. 实用中医内科杂志，1994，8（1）：1

❀ 宣畅三焦方

麻黄30g 杏仁15g 广香15g 藿香15g 大腹皮30g 苍术20g
枳实30g 桃仁15g 赤芍30g 水蛭15g 猪苓30g 泽泻30g 煨甘

遂 3g　生大黄 30g

【用法】水煎经浓缩加工成每剂 60ml，口服：每次 20ml。轻型每日 2 次，中型 3 次，重型 4 次。难以口服者，直肠灌注（用量略加大），直至主要症状和体征基本消失，尿量明显增多，化验室检查正常。

【功效】宣畅三焦，泄浊解毒。

【适应证】**急性肾衰（湿热瘀毒闭阻证）。**

【临证加减】兼有高热者，加用清开灵注射液或中医辨证论治；兼有气阴两虚者，加用参麦针；兼阳虚者，加用参附针，有其他严重合并症者，加用中、西药对症处理。

【疗效】治疗 110 例，痊愈 104 例，好转 2 例，无效 4 例。总有效率 93.36%。

【来源】万兰清，马超英，耿耘等. 宣畅三焦法治疗急性肾功能衰竭的临床与实验研究. 江西中医药，1995，26（3）：10

❀ 泻毒散瘀方

大黄　芒硝各 10～15g　枳实　桃仁各 10g　生地　麦冬　猪苓各 15g. 白茅根 30g　怀牛膝 10g

【用法】口服每日 1 剂，分 2 次服。

【功效】泻下热毒，凉血散瘀。

【适应证】**出血热急性肾衰。**症见：小腹硬满急痛，身热暮甚，烦躁谵语，神志如狂或发狂，肌肤斑疹深紫，甚则出现大片青紫瘀斑，衄、咯、吐、下血等。

【来源】项平. 南京中医药大学中医学家专集. 北京：人民卫生出版社，1999：583－584

❀ 血府逐瘀汤

当归 20g　白茅根　桃仁各 25g　川芎 8g　赤芍　桔梗　红花　枳实　柴胡　大黄各 10g　甘草 5g　丹参 30g　瞿麦 15g　大腹皮 50g

【用法】水煎服。

【功效】活血祛瘀，行气止痛。

【适应证】**创伤后急性肾衰**。症见：瘀血凝滞，败精成块，阻塞不通。

【临证加减】眩晕加天麻、钩藤、石决明；气虚乏力加黄芪、白参；恶心呕吐加半夏、陈皮、竹茹；口渴乏津加玉竹、麦门冬；肾阴虚加龟板、熟地；肾阳虚加熟附子、肉桂、吴茱萸。

【疗效】治疗创伤后急性肾衰 36 例均获治愈。

【来源】俞小平，黄志杰．中国古方新用．上海：科学技术文献出版社，1999：624

解毒纠衰汤

鲜茅根 300g　广角粉（分 2 次冲服，现可用水牛角代替）　栀子　赤芍　通草　枳实各 10g　鲜生地 50g　丹参　车前子　玄参　麦冬各 30g　丹皮　玄明粉（分 2 次冲服）各 12g　大黄 15g（后下）

【用法】口服每日 1 剂，水煎服。

【功效】清热解毒，凉血止血，活血化瘀。

【适应证】**流行性出血热所致急性肾功能衰竭**。

【来源】刘建国，李长春．中国肾病秘方全书．上海：科学技术文献出版社，2003：455

益肾缩泉汤

肉桂 3g（研末分次吞服）　熟附子　鹿角胶　熟地　菟丝子　枸杞子　乌药　益智仁各 10g　山茱萸　山药各 15g　杜仲　当归各 12g

【用法】每日 1 剂，水煎服。

【功效】温阳益肾，滋阴填精。

【适应证】**急性肾衰多尿期**。

【临证加减】气虚明显加人参、黄芪；口干烦渴加天冬、麦冬；阴虚内热加黄柏、知母。

【来源】刘建国，李长春．中国肾病秘方全书．上海：科学技术文献出版社，2003：457

健脾益肾活血解毒方

桑寄生　红花　益母草　茯苓　太子参　麦冬各 15g　五味子 10g

半边莲　黄芪　白花蛇舌草各30g

【用法】口服方每日1剂，分2次服。灌肠方（生大黄、虎杖、蒲公英各30g，芒硝15g）水煎，肛管插入30cm深，保留时间30~60分钟，每日2次，至多尿期来临为止。

【功效】健脾益肾，活血解毒。

【适应证】**蝮蛇咬伤所致急性肾衰**。

【疗效】治疗本病23例，19例痊愈，3例转院作血液透析，1例自动出院死亡，住院时间最短10日，最长37日，平均14.5日。

【来源】曾立崑. 本草新用途. 北京：人民军医出版社，2004：161

第二节　灌肠方

❀ 大黄透析液

生大黄粉　槐花　蒲公英　益母草各30g　煅牡蛎60g

【用法】先煎后4味，取汁200ml，再加入生大黄粉调匀，离火焖煮10分钟后，滤出药汁，冷却至30℃~41℃便可用于灌肠。按每分钟100滴的速率，徐徐滴入直肠，每日1次，结束后保留1~2小时后排便。

【功效】泻热排毒。

【适应证】**流行性出血热所致急性肾功能衰竭**。

【来源】刘建国，李长春. 中国肾病秘方全书. 上海：科学技术文献出版社，2003：458

❀ 灌肠合剂Ⅰ号

生大黄　槐实各15~30g　牡蛎30g　黄柏10g　细辛3g

【用法】每日1剂，水煎2次，每次加水300~500ml，煎至150~250ml，待药液降温至37℃~38℃时，缓缓灌入直肠内。保留30~60分钟后排出，每日2次，使每日大便保持在3~4次，一疗程7~14天。

【功效】清热泻浊。

【适应证】小儿急性肾衰。

【来源】刘建国，李长春．中国肾病秘方全书．上海：科学技术文献出版社，2003：459

灌肠合剂Ⅱ号

熟附子　生大黄各20g　生牡蛎　半枝莲各30g

【用法】水煎，取汁200ml，早晨空腹保留灌肠，小儿减量。病情严重者，每日早晚两次灌肠，每日1剂。灌肠后让患者臀部抬高，保留1~2小时。

【功效】清热解毒，活血化瘀，化气利尿。

【适应证】急性肾功能衰竭。

【疗效】治疗51例，治愈38例，好转7例，无效6例。总有效率88%。治愈平均时间为34.5天，好转平均时间为45天。

【来源】刘建国，李长春．中国肾病秘方全书．上海：科学技术文献出版社，2003：459

二黄液

大黄　黄芪各30g　丹参　红花各20g

【用法】水煎液灌肠，日2次。

【功效】泄浊降逆，补益元气。

【适应证】急性肾衰。

【疗效】治疗26例，痊愈18例，有效6例，无效2例。

【来源】钱溥，钱志华．临床实用灌肠疗法．北京：人民军医出版社，2008.6.

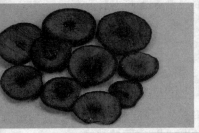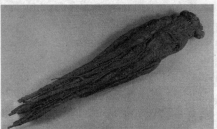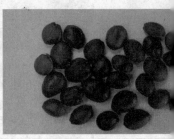

第十三章
慢性肾功能衰竭

　　慢性肾功能衰竭（简称慢性肾衰）是慢性肾功能不全的严重阶段，为各种慢性肾脏疾病持续发展的共同转归。其主要表现为代谢产物潴留，水、电解质、酸碱平衡失调和全身各系统症状。按肾功能损害的程度，可分四期：即肾功能代偿期、氮质血症期、肾功能衰竭（尿毒症早期）、肾功能衰竭终末期（尿毒症晚期）。临床表现复杂，可累及人体各脏器、系统和代谢。目前本病西医尚无特效治疗方法，一般原则是去除病因、控制蛋白摄入为主的饮食疗法，及时处理代谢性酸中毒，纠正水、电解质平衡失调，以及对症处理。对缓慢地发展到终末期的慢性肾功能衰竭患者则主要采取透析疗法和肾移植。

　　本病属中医学"水肿"、"关格"、"癃闭"、"腰痛"、"虚劳"等范畴。临床常采用泄浊导滞、清热解毒、活血化瘀诸法以攻邪，补肾健脾以固本。近年来主张内（中药内服）外（保留灌肠等）合治，中西医结合可望提高临床疗效。

第一节 内服方

益肾汤

黄芪 10g 白术 15g 冬葵子 15g 茯苓 20g 苦参 15g 当归 15g
丹参 15g 益母草 25g

【用法】水煎服，每天 2 次，每日 1 剂。

【功效】清热利湿，益气化瘀。

【适应证】**慢性肾功能衰竭（气虚血瘀，湿浊内停证）。**

【疗效】治疗 24 例，完全缓解 6 例，基本缓解 10 例，好转 6 例，无效占 2 例。总有效率 91.6%。

【来源】徐晓春. 益肾汤为主治疗慢性肾衰临床探讨. 中医药信息. 1992.（4）：39 -40

海螵蛸散

乌贼鱼骨

【用法】漂净、去壳、晒干、研末而成。1 次服 3g，1 日 3 次，1 个月为一疗程。

【功效】温肾化饮行瘀。

【适应证】**慢性肾功能衰竭高磷血症。**

【疗效】治疗 30 例，治疗前血磷、血钙分别 7.95 ± 1.70mg%、8.77 ± 1.40mg%；治疗后 5.25 ± 1.55mg%、9.41 ± 1.02mg%。

【来源】程晓霞，王永钧. 海螵蛸治疗慢性肾衰高磷血症 30 例报告. 中医杂志，1994，35（3）：139

加味温脾汤

大黄 10g 人参 10g 甘草 10g 干姜 10g 附子 10g 冬虫夏草 3g

【用法】每日 1 剂，水煎 2 次，取汁 300ml，早、晚各 150ml，温服。1 个月为一疗程，服用 1~2 个疗程。

【功效】温补脾肾，祛湿化浊。

【适应证】**慢性肾功能衰竭（脾肾不足，湿浊内停证）。**

【临证加减】夹湿浊者加陈皮 10g、砂仁 10g；瘀血者加丹参 10g、红花 10g；热毒者加白花蛇舌草 15g、土茯苓 15g。

【疗效】治疗 30 例，显效 19 例，有效 9 例，无效 2 例，总有效率 93.3%。

【来源】韩家强，李仁善，王金萍．加味温脾汤治疗慢性肾功能衰竭 30 例疗效观察．沈阳部队医药，1995，8（2）：137－138

❀ 附子泻心汤

淡附子 5~15g　川黄连 3~6g　黄芩 5~10g　大黄 5~10g　马鞭草 30g　六月雪 30~45g

【用法】每日 1 剂，早晚分 2 次口服。21 天为 1 个疗程。

【功效】扶正祛邪，泄浊解毒。

【适应证】**慢性肾功能衰竭（肾虚湿浊内停证）。**症见：消化道症状明显如脘腹胀满，恶心呕吐等，皮肤瘙痒，贫血，尿量少。

【临证加减】根据阴阳气血虚衰偏重，酌加黄芪、党参或生地、当归。

【疗效】治疗 37 例，有效 20 例，好转 14 例，无效 3 例。总有效率 91.89%。

【来源】郭佩玲，张卫新等．附子泻心汤治疗慢性肾功能衰竭 37 例疗效观察．浙江中医学院学报，1995，19（4）：34－36

❀ 六味地黄汤加味

生地　枸杞子各 12g　淮山药　山萸肉　茯苓　丹参　黄芪　益母草　仙灵脾各 20g　丹皮 6g　桑寄生　川续断各 15g　泽泻 10g

【用法】水煎服，每天 2 次，每日 1 剂。

【功效】补肾化瘀。

【适应证】**慢性肾功能衰竭（肾虚血瘀证）。**症见：面色无华或皮肤颜色加深，或轻度浮肿，神疲乏力，腰膝酸软，头晕纳差，舌淡紫或有瘀点，舌苔或黄或腻或黑，脉细或弦。

【临证加减】如浮肿者可酌加大腹皮 15g；阳虚明显者加仙灵脾 15g 或附子 10g（先煎）。

【疗效】治疗 12 例，2 例痊愈；显效 5 例；有效 4 例；无效 1 例。

【来源】鲁翠英．六味地黄汤治疗老年慢性肾衰 12 例．四川中医．1997．（4）：25

❀ 赤黄散

赤石脂 1 份　生大黄 2 份　黄芪 2 份　茯苓 1.5 份　陈皮 1 份　砂仁 0.5 份　仙灵脾 1 份　菟丝子 1 份

【用法】上药研末，每次冲服 10g，每日服 3 次，饭后 0.5～1 小时服用。保证大便每日 2～4 次，大便每日少于 2 次者，另加适量生大黄粉冲服。

【功效】温通阳气，泄浊排毒。

【适应证】慢性肾功能衰竭（脾肾不足，湿浊瘀血内停证）。

【疗效】总有效率 80.8%。

【来源】谢宏赞．赤黄散治疗慢性肾衰 48 例．中国现代医学杂志，1997，7（9）：41－43

❀ 肾安汤

炙黄芪 16g　党参 16g　丹参 10g　赤芍 20g　川芎 10g　熟地 10g　山萸肉 10g　茯苓 10g　制附子 10g　连翘 10g　藏茵陈 10g　细果角茴香 10g

【用法】水煎服，每天 2 次，每日 1 剂。

【功效】清热解毒，益气活血。

【适应证】慢性肾功能衰竭（脾肾阳虚证）。

【临证加减】如不思饮食或厌食者加白术 10g、木香 6g、砂仁 6g、炒麦芽 15g；恶心呕吐，口中尿臭者加半夏 6g、生姜 6g、旋覆花 10g；口黏口甜，舌苔白腻者加厚朴 10g、苍术 10g；血压偏高者去制附子，加桑寄生 10g、杜仲 10g。

【疗效】治疗 40 例，显效 32 例，有效 6 例，无效 2 例。总有效率 95%。

【来源】马子琪．杨生岳．索玉梅．肾安汤治疗慢性肾衰 40 例疗效观察．青海医药

益气降浊方

黄芪 60g　大黄 15g　淫羊藿 30g　红参 10g　仙茅 30g　巴戟天 15g　黄瓜籽 30g　药用活性碳 29g（冲）　乳酶生 1.2g（冲）　蟾酥 0.03g（冲）

【用法】水煎服，每天 2 次，每日 1 剂。

【功效】益气降浊。

【适应证】**慢性肾功能衰竭（脾肾亏虚证）**。症见：面色萎黄无华或晦滞，头晕、乏力、腰膝酸软、恶心、呕吐、皮肤瘙痒、五心烦热、夜尿增多、畏寒肢冷、脉沉细无力或细数、舌质胖淡、有齿痕或舌淡红少津、苔腻或黄或白。

【临证加减】阴虚症状明显者加山萸肉 10g、枸杞子 15g、丹皮 10g；阳虚症状明显者加附子 10g、菟丝子 10g；呕吐明显者加姜半夏 10g、竹茹 15g；水肿反复难消者加益母草 30g、泽兰 20g；尿蛋白偏高者加芡实 15g、鸡内金 15g。

【疗效】治疗 100 例，显效 56 例，有效 37 例，无效 7 例。总有效率 93%。

【来源】赵玉华.王英梅.许缤，益气降浊法治疗慢性肾衰 100 例疗效观察.中国中医药科技.1999.（1）：53－54

降浊散

冬虫夏草 3g　大黄 10g　红参 10g　丹参 15g　六月雪 15g　黄芪 15g（原文为注明用量）

【用法】上药，研末为散，每次口服 3.0g，每日 3 次，并可根据病情加减剂量，多者可增至 5.0g，少者减至 2.0g，以服药后患者每天大便 1～2 次为最适宜。治疗期间每月检查 1 次尿素氮、血肌酐、血常规，以 3 个月为 1 个疗程。

【功效】补肾益气，活血通络。

【适应证】**慢性肾功能衰竭（肾气不足，瘀浊湿阻滞证）**。

【疗效】治疗 64 例，显效 36 例，有效 15 例，无效 13 例。总有效率为 79.7%。

【来源】郭兴，王洁琼，陈素平. 降浊散治疗慢性肾功能不全 64 例. 吉林中医药，1999，3：16

清心降浊汤

黄连 10g　黄芩 10g　羚羊角 3g（研）　知母 10g　丹皮 10g　生地 10g　灯心草 10g　滑石 10g　甘草梢 6g　生大黄 6g　人参 6g　麦冬 12g　茯神 15g　白芍 10g

【用法】水煎服，每天 2 次，每日 1 剂。

【功效】清心降浊，固气护阴。

【适应证】慢性肾功能衰竭。

【临证加减】呕吐甚者加法半夏 10g、生姜 2 片；舌苔浊腻、大便稀溏者加苍术、白术各 10g。

【疗效】治疗 32 例，显效 10 例，好转 16 例，无效 6 例。总有效率 81.25%。

【来源】笪明琪. 自拟清心降浊汤配合中药灌肠治疗慢性肾衰尿毒症期 32 例. 安徽中医临床杂志，1999，8（4）：255

加味桃仁承气汤

生大黄（后入）15g　芒硝（冲）9g　桂枝 12g　桃仁 12g　红花 9g　丹参 18g　煅牡蛎 30g　蒲公英 30g　熟附子 6g　炙甘草 6g

【用法】水煎服，每天 2 次，每日 1 剂。

【功效】通腑降浊，温经通脉，活血化瘀，清热解毒。

【适应证】慢性肾功能衰竭（脾肾两虚，瘀血湿浊内停证）。症见：头晕、乏力、食欲不振、恶心、呕吐等，腰痛，头痛，舌暗红或有瘀点，苔厚腻，脉弦。

【疗效】治疗 30 例，显效 8 例，有效 15 例，无效 7 例。总有效率为 76.7%。

【来源】赵军，王建英，李新东. 加味桃仁承气汤治疗慢性肾衰疗效观察. 医学文选，1999.（2）：235

虫坤地黄汤

益母草 30g　生地 20g　山药 20g　山萸肉 15g　泽泻 15g　丹皮 15g

【用法】每日 1 剂，连服 2 个月为一疗程。同时服冬虫夏草胶囊每日 3 次，每次 3 粒。

【功效】滋肾益阴，清浊化瘀。

【适应证】**慢性肾功能衰竭（阴虚瘀浊证）。**

【临证加减】阴虚加麦冬 10g；气虚加黄芪 30g；阳虚加附子 10g；水肿加防己 10g。

【疗效】治疗 12 例，血清肌酐降至正常，症状消失 3 例，血清肌酐明显下降，症状明显减轻 5 例，血清肌酐较前下降，症状有所减轻 4 例。

【来源】袁洪亮. 虫坤地黄汤治疗慢性肾衰 12 例. 解放军医学高等专科学校学报，1999，27（2）：124

肾衰方

党参 20g　白术　茯苓　当归各 10g　冬虫夏草 3g（研）　生地　生大黄　川芎各 9g　肉桂 5g

【用法】水煎服，每天 2 次，每日 1 剂。

【功效】补气温阳，泄浊祛湿。

【适应证】**慢性肾功能衰竭（脾肾气阳两虚证）。**

【临证加减】气虚明显者加黄芪 15g；阳虚明显者加制附子 6g；浮肿显著者，加薏苡仁 30g，猪苓 10g；兼有呕吐者加姜半夏 10g；兼食欲减退者加鸡内金、神曲各 10g。

【疗效】上方治疗 30 天以上，22 例中显效 18 例，有效 3 例，无效 1 例。总有效率 96%。

【来源】裴超成. 自拟肾衰方治疗慢性肾衰 22 例. 井冈山医专学报. 2001.（3）：8

涤肾汤

生黄芪 30g　冬虫夏草 5g　防己 20g　车前子 20g　车前草 20g

石韦 30g　菊花 30g　茯苓皮 30g　茯苓块 30g　苦参 30g　萹蓄 20g

黄连 12g　坤草 20g　三棱 20g　莪术 20g　苦丁茶 20g　百合 30g

【用法】水煎服，每天 2 次，每日 1 剂。

【功效】益肾调气，清利湿热。

【适应证】**慢性肾功能衰竭（脾肾亏虚、湿热内蕴证）**。症见：纳差、腹胀、恶心、呕吐、口干口苦、舌暗淡苔黄腻。

【疗效】治疗 25 例，结果显效 15 例，有效 5 例，无效 5 例，总有效率80%。

【来源】李宏. 涤肾汤治疗慢性肾衰的临床体会. 职业与健康，2002，（8）：115－116

参芪地黄排毒汤

黄芪 30g　生山药　党参　山萸肉　茯苓　泽泻各 15g　丹皮 12g

熟地 10g　大黄 9g

【用法】水煎服，每天 2 次，每日 1 剂。

【功效】健脾补肾，益气养血排毒。

【适应证】**慢性肾功能衰竭（脾肾气虚型）**。

【临证加减】若恶心欲吐者加苏叶 10g、黄连 6g；水肿明显者加车前草、泽兰各 15g；神疲纳差者加蚕沙、薏苡仁各 30g、焦三仙各 15g；皮肤瘙痒者加地肤子 15g；合并贫血者加何首乌 15g；肾阳虚者加仙灵脾 10g、益智仁15g；肾阴虚者加女贞子 15g、麦冬 10g；病程日久兼有瘀血者加川怀牛膝各15g、僵蚕 10g 等活血之品，以通络祛瘀。

【疗效】显效：症状、体征减轻或消失，血清肌酐降低≥30%，占 7 例；有效：症状、体征减轻或消失，血清肌酐降低≥20%，占 20 例；无效：症状、体征无变化或加重，血清肌酐不降低或上升，占 8 例。总有效率77.1%。

【来源】邵燕燕，曲黎，史艳萍. 参芪地黄排毒汤治疗慢性肾衰 35 例。陕西中医，2002，（23）：883

荆防肾炎方

荆芥 6g　防风 6g　羌活 6g　独活 6g　柴胡 6g　前胡 6g　枳壳 6g

桔梗 6g　川芎 10g　茯苓 15g　炙甘草 6g　半枝莲 10g　草河车 10g

生地榆 12g　槐花 12g　大黄 3g

【用法】水煎服，每天 2 次，每日 1 剂。

【功效】清热解毒利湿。

【适应证】**慢性肾功能衰竭各型。**

【疗效】以本方治疗慢性肾功能衰竭 66 例，显效 26 例，有效 34 例，无效 6 例。有效率为 90.91%。

【来源】张保伟．荆防肾炎方治疗慢性肾衰 66 例．河南中医，2004，（1）：1

❀ 补肾泄浊汤

黄芪 15g　党参 15g　山茱萸 10g　山药 15g　熟地黄 15g　泽泻 10g　茯苓 20g　丹参 15g　当归 10g　大黄 10g（后下）

【用法】水煎服，每天 2 次，每日 1 剂。

【功效】补脾益肾，泄浊活血。

【适应证】**早、中期慢性肾功能衰竭**（虚实夹杂证）。

【临证加减】肝肾阴虚，加麦冬 15g、五味子 10g、女贞子 15g、旱莲草 15g；脾肾阳虚，加附子 10g、淫羊藿 10g、肉桂 3g（后下）；恶心呕吐、腹胀纳呆，加陈皮 10g、竹茹 10g、砂仁 10g（后下）；湿邪内蕴化热，去生地黄，加苍术 10g、竹茹 10g、黄连 5g；水肿甚，加车前子 15g、大腹皮 15g、猪苓 10g；瘀血症，加桃仁 10g、红花 5g、川芎 10g。

【疗效】本组 33 例患者中显效 14 例，有效 10 例，无效 9 例。总有效率 72.73%。

【来源】杨进，李燕林，丁谊，李英琪．补肾泄浊汤治疗早、中期慢性肾衰 33 例．临床研究，2005，（3）：42－43

❀ 固本降浊汤

党参　黄芪　狗脊各 20g　杜仲　牛膝　丹参　白术　茯苓　砂仁　半夏　焦山楂　焦神曲　炒麦芽　藿香　佩兰各 15g　大黄 10g

【用法】水煎服，每天 2 次，每日 1 剂。

【功效】健脾补肾祛湿。

【适应证】**慢性肾功能衰竭（脾肾两虚，湿浊内蕴证）**。症见：腰酸，神疲乏力，时有厌食，恶心，呕吐，或有心悸，气短，舌淡红，苔白腻，脉细弦。

【临证加减】若脾肾阳虚者加附子10g、淫羊藿10g、巴戟天10g；肝肾阴虚者加女贞子15g、墨旱莲15g、生龙骨15g、牡蛎15g、生地15g、丹皮15g；阴阳俱虚加枸杞子15g、菟丝子10g、淫羊藿10g；湿热内蕴加土茯苓10g、白花蛇舌草30g。

【疗效】治疗30例，显效8例，有效15例，无效7例。总有效率76.7%。

【来源】张秀娟，宁红雨. 固本降浊治疗慢性肾衰30例. 辽宁中医学院学报.2005，（7）：3

🪷 降浊汤

　　人参10g　黄芪10g　当归10g　川芎10g　半夏10g　茯苓15g
白术10g　制大黄10g　续断10g　泽泻15g　仙茅15g　巴戟天10g
大腹皮10g　西瓜皮20g　竹叶15g　生姜10g

【用法】水煎服，日1剂，分2次口服。

【功效】补肾健脾，化湿降浊，养血通络。

【适应证】**慢性肾功能衰竭（脾肾衰败，湿浊内蕴，肾络瘀阻证）**。症见：颜面、双下肢浮肿，少尿，恶心呕吐，舌质淡紫，苔薄黄腻，脉沉细而弱。

【临证加减】肾阴虚者加女贞子10g、旱莲草10g；肾阳虚者加仙茅30g、淫羊藿10g；水肿严重者加五苓散、五皮饮；肝肾阴虚、湿浊化热型加石决明15g、珍珠母15g、夏枯草10g。

【疗效】治疗27例，显效11例，有效8例，无效8例（含死亡4例），总有效率73%。

【来源】李志群. 降浊汤治疗慢性肾功能衰竭27例. 吉林中医药，2005，29（9）：21

🪷 加味解毒活血汤

　　连翘2g　葛根　赤芍　紫苏叶各15g　桃仁　红花　制大黄各10g

甘草 5g

【用法】水煎服，每天 2 次，每日 1 剂。

【功效】活血化瘀。

【适应证】**慢性肾功能衰竭中晚期**。症见：精神萎靡、神疲乏力、腰膝酸痛、食欲不振、恶心呕吐、夜尿频多、皮肤瘙痒、抽搐等。

【临证加减】气虚者加党参 15、黄芪 15g；血虚者加当归 15g、阿胶 6g；阴虚者加何首乌、生地黄、山茱萸各 15g；阳虚者加巴戟天、淫羊藿各 10g，甚则加制附子 10（先煎）。

【疗效】治疗 138 例，显效 53 例，有效 36 例，改善 17 例，无效 32 例。总有效率为 76.8%。

【来源】马济佩，邵君．加味解毒活血汤治疗慢性肾衰的临床研究．新观察新论著，2007，（2）：18 – 19

活血通络方

丹参　当归　牛膝　青皮　泽泻　车前子　鸡血藤各 9g　王不留行 12g　生大黄 6~12g（后下）　生地 15g　茯苓 12g

【用法】水煎服，每天 2 次，每日 1 剂。

【功效】活血通络。

【适应证】**早中期慢性肾功能衰竭**。

【临证加减】脾肾两虚，偏气虚者，加党参、黄芪各 12g；偏阳虚者，加桂枝、制附子各 6g；肝肾阴虚者，加女贞子、旱莲草各 9g；气阴两虚者，加北沙参、黄芪各 9g。

【疗效】以本方治疗慢性肾功能衰竭早中期 50 例，显效 14 例，有效 28 例，无效 8 例。总有效率 84%。

【来源】吴江雁，高昌杰．活血通络法治疗慢性肾衰 50 例．新疆中医药．2008，（26）：12 – 13

滋肾益脾汤

西洋参 10g（另煎）　黄精 20g　白术 15g　山药 30g　怀牛膝 20g

山萸肉 12g　丹参 30g　旱莲草 15g　石斛 15g　龟板 10g（先煎）　楮

实 10g 刺五加 15g 熟大黄 30g

【用法】水煎服，每天 2 次，每日 1 剂。

【功效】滋肾益脾。

【适应证】**慢性肾功能衰竭（脾肾气阴型）。**

【疗效】治疗组 38 例中，显效 27 例，有效 7 例，无效 4 例。总有效率 89.5%。

【来源】王汝梅，张素梅. 滋肾益脾汤治疗气阴两虚型慢性肾衰的临床观察. 四川中医. 2009. (11). 84 – 85

温阳固本汤

制附子 6g 仙灵脾 15g 黄芪 15g 半枝莲 15g 熟地 3g 熟大黄 10g 丹参 15g 白术 10g 茯苓 15g 苏叶 6g 甘草 3g

【用法】水煎 2 次，取药汁 300ml，150ml/次，每日 2 次，上午 9：00 和下午 4：00 温服用，连用 8 周。

【功效】温补脾肾，泄浊祛瘀。

【适应证】**慢性肾功能衰竭（脾肾阳虚、浊毒瘀阻证）。**

【疗效】治疗 30 例，痊愈例 2 例，显效 12 例，有效 13 例，无效 3 例。总有效率 90%。

【来源】朱立华. 王小娟. 温阳固本汤治疗脾肾阳虚型慢性肾衰的临床研究. 中国社区医师. 2011. 19：193

黄连温胆汤加味

黄连 10g 竹茹 30g 枳实 20g 半夏 15g 陈皮 15g 茯苓 30g 甘草 10g 茵陈 20g 栀子 20g 大黄 5g 白花蛇舌草 30g 丹参 30g 黄芩 15g 柴胡 15g 蒲公英 30g

【用法】水煎服，1 剂 200ml，30 天为一疗程。

【功效】清利湿热，疏利气机。

【适应证】**慢性肾功能衰竭（湿热内蕴证）。**

【疗效】治疗 50 例，完全缓解 20 例，显著缓解 15 例，有效 10 例，无效 5 例。总有效率 90%。

【来源】董发发，夏滨祥，李瑞香．黄连温胆汤加味治疗湿热内蕴型慢性肾衰 50 例临床观察．中国药物经济学，2012，2：70－71

小柴胡汤加减

柴胡 12g　黄芩 12g　半夏 12g　太子参 10g　甘草 6g　熟大黄 8g　猪苓　茯苓各 12g　车前草 30g

【用法】水煎服，每天 2 次，每日 1 剂。

【功效】和解少阳，燮理升降，和络渗湿。

【适应证】**慢性肾衰竭。**

【临证加减】消化道症状明显者加枳壳 10g、竹茹 15g、鸡内金 15g；血压高加钩藤 15g、石决明 20g；合并肾萎缩加赤芍 15g、穿山甲 10g；气虚汗多加黄芪 15g、生龙牡各 15g。

【疗效】治疗 34 例，显效 12 例，好转 14 例，无效 6 例，死亡 2 例。总有效率 76.4%。

【来源】罗晓明．小柴胡汤加减在慢性肾衰中的疗效观察．中国临床研究．2012.(23)：99

第二节　灌肠方

复方排毒煎

大黄 30g　丹参 20g　蒲公英 30g　败酱草 30g　牡蛎 30g　益母草 30g

【用法】加水浓煎至 150～250ml，密封在 250ml 瓶内备用。采用高位肠道滴入法，臀部垫高约 10cm。每日 1～2 次。10～15 天为一疗程，一般治疗 2～3 个疗程。

【功效】活血泄浊排毒。

【适应证】**慢性肾功能衰竭**（瘀浊内停证）。

【临证加减】阳虚者加附子 15g；气虚者加党参 30g，黄芪 30g。

【疗效】慢性肾衰 2 期 21 例，显效 15 例，有效 6 例。慢性肾衰 4 期 9 例，显效 3 例，有效 5 例，无效 1 例。

【来源】曾庆祥．复方排毒煎保留灌肠治疗慢性肾衰 30 例．实用中医药杂志，1997，23（10）：634

❀ 化毒降浊汤

生大黄 30g　蒲公英 30g　丹参 30g　制附子 15g　生黄芪 30g

【用法】浓煎 200ml，每日 1 剂，分 2 次做保留灌肠，保留时间在 30 分钟以上。

【功效】温阳益气，化瘀泄浊解毒。

【适应证】**慢性肾功能衰竭（脾肾不足，浊毒内停证）**。症见：腰痛，头晕乏力，面色苍黄，恶心呕吐，腹胀纳呆，皮肤瘙痒，肢肿尿少，舌淡苔白黄厚腻，脉弦。

【疗效】治疗 30 例，显效 11 例，有效 14 例，无效 5 例，总有效率为 83.3%。

【来源】熊晓玲，孟繁烨，杨粤峰．化毒降浊汤灌肠治疗慢性肾衰 30 例临床观察．中药药理与临床，2002，18（1）：46 – 47

❀ 肾衰灌肠液

大黄 15g　大黄炭 15g　土茯苓 30g　牡蛎 30g

【用法】采用右侧卧位，药液温度在 37℃ ~ 39℃为宜（冬季可高 1 ~ 2℃），先滑润肛管与灌肠器连接，用止血钳夹住肛管远端，倒入灌肠液，液面距肛门 15cm，打开止血钳，排气于弯盘后夹紧止血钳，左手推开一侧臀部显露肛门，右手将镊子将肛管轻轻插入肛门 15 ~ 20cm，打开止血钳，嘱病人深呼吸，放松腹部，药液在 2 分钟内灌毕，右手拔管，嘱患者忍耐，有利于药液充分吸收，药液保留应在 1.5 ~ 2 小时。同时口服汤药，每日 1 剂（药用生黄芪 30g、丹参 15g、川芎 10g、土茯苓 15g、五灵脂 10g、蒲黄炭 10g、大黄炭 10g、蒲公英 30g、车前子 15g）。

【功效】降浊排毒。

【适应证】**慢性肾功能衰竭（脾肾两虚，湿浊内停证）**。症见：腰酸，倦怠乏力，畏寒肢冷，气短头晕，口中氨味，恶心呕吐，纳差，舌淡暗苔白腻，脉沉细。

【疗效】治疗 300 例,显效 96 例,总有效 162 例,无效 42 例,总有效率达到 86%。

【来源】刘春卿. 肾衰灌肠液治疗慢性肾衰 300 例. 吉林中医药,2007,27 (10):19

解毒泄浊汤

生大黄(后下)8g　牡蛎 30g　土茯苓 15g　六月雪 15g　丹参 10g　莪术 8g　白蔻仁(后下)8g　砂仁(后下)8g　槐花 10g　蝉蜕 10g　全蝎 2g　煅牡蛎 30g　生牡蛎 30g

【用法】浓煎取汁 150ml,待温后用 1 次性灌肠袋缓慢灌注,保留 1~2 小时,每日 1 次。20 天为 1 个疗程,共 3 个疗程。

【功效】活血化瘀,解毒泄浊。

【适应证】慢性肾功能衰竭(脾肾虚衰,湿浊瘀毒留滞证)。

【临证加减】有恶心呕吐者加制半夏 15g;便溏者减少大黄剂量以保持软便 2~3 次/天;眩晕明显者加天麻 3g、钩藤 20g。

【疗效】治疗 98 例,显效 48 例,有效 32 例,无效 18 例。总有效率 81.6%。

【来源】石焕玉,霍长亮,赵化南. 解毒泄浊法保留灌肠治疗慢性肾衰 98 例. 辽宁中医杂志,2013,40(1):110-111

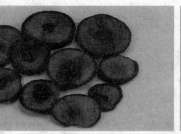
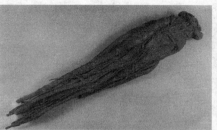
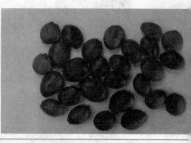

第十四章

肾 肿 瘤

肾肿瘤包括肾本身、肾包膜和肾周脂肪囊的肿瘤，在泌尿外科比较常见。其绝大多数为恶性，预后不良，病理复杂，临床表现不一致。恶性肾肿瘤可分为原发和继发两大类，原发性肾恶性肿瘤最常见有肾癌、肾盂癌及肾母细胞瘤，约占肾肿瘤的83%，其中肾癌占85%、肾盂癌占7%~8%、肾母细胞瘤5%~6%、肉瘤3%。良性肾肿瘤临床较少见，主要有肾腺瘤、肾血管瘤、肾血管平滑肌脂肪瘤、肾纤维瘤、肾脂肪瘤等。

血尿、疼痛和肿块是肾肿瘤的主要症状，多数人因其中1~2个临床症状就诊，3个症状同时出现者较少。其他常见的症状及体征还有不明原因的持续低热、贫血、消瘦、高血压、高血钙、肝功能异常、红细胞增多、精索静脉曲张、神经肌肉病变、淀粉样变和血管炎等。

肾肿瘤一般属于中医学"血尿"、"腰痛"、"癥积"等范畴，治疗上宜祛邪与扶正并举。祛邪则针对痰湿瘀毒，酌用化痰、除湿、解毒或活血化瘀解毒之法；扶正尤重气血，调理脾肾，应贯穿治疗全程。

第一节 内服方

🪷 肾癌术后方

生黄芪 30g　桑寄生 30g　党参 15g　淮山药 15g　菟丝子 15g　山茱萸 15g　仙灵脾 15g　熟地 12g　枸杞子 20g　牡丹皮 12g　泽泻 12g　白术 12g

【用法】水煎，分 2 次空腹服，每日 1 剂。

【功效】补肾益阴，升阳益气。

【适应证】**肾癌手术后期（脾肾两虚证）**。症见：体虚不复，面色少华，腰腹疼痛，尿有余沥，蛋白尿，身倦神疲，形寒怯冷，大便或溏，舌体略胖，脉沉细者。

【临证加减】若余邪未解者，加白花蛇舌草 10g、半枝莲 10g、知母 12g、白茅根 15g、金钱草 15g；术后复发或转移者，加刘寄奴 10g、生牡蛎 15g、夏枯草 15g、山慈菇 10g、制南星 10g。

【来源】黄岱珍. 肾癌术后蛋白尿治验一例. 江苏中医，1985，6（10）：23

🪷 肾癌攻邪方

小蓟 30g　瞿麦 30g　菝葜 30g　石见穿 30g　白花蛇舌草 30g　薜荔果 30g　赤芍 15g　炮山甲 15g　补骨脂 10g　续断 30g　牛膝 30g

【用法】每日 1 剂，水煎分 2 次空腹服下。

【功效】清热解毒，活血消积。

【适应证】**各期肾癌（热毒炽盛型证）**。症见：身热不解，小便热痛，或间有尿血大便偏干，腰痛如折，或刺痛，舌质红而少津，舌苔黄或腻，脉数。

【来源】赵建成. 段凤舞肿瘤积验方. 合肥：安徽科学技术出版社，1991：304

🪷 六味地黄丸加味

生熟地各 6g　山药 12g　山萸肉 12g　丹皮 10g　茯苓 10g　泽泻

10g 骨碎补 10g 女贞子 10g 怀牛膝 10g 萹蓄 10g 阿胶（烊化）10g 桂枝 7g 猪苓 15g 龙葵 15g 白英 15g 生黄芪 30g 枸杞子 30g

【用法】水煎服。

【功效】补益脾肾。

【适应证】**肾癌（脾肾两虚证）**。症见：腰酸腿软，周身无力，小便不利，尿中带血，疼痛不适，或午后低热。

【临证加减】若低热不退可加青蒿 30g、鳖甲 15g、五味子 10g。

【来源】赵建成 . 段凤舞肿瘤积验方 . 合肥：安徽科学技术出版社，1991：303

蝎鳖蛎甲汤

牡蛎 15g 穿山甲 12g 全蝎 6g 青皮 6g 木香 4.5g 五灵脂 9g 桃仁 9g 杏仁 9g 鳖甲煎丸 12g（吞服）

【用法】每日 1 剂，水煎服，日服 2 次。

【功效】攻坚破积，理气化痰，滋阴潜阳。

【适应证】**肾癌（阴虚痰凝证）**。

【临证加减】头晕耳鸣加首乌 12g、潼蒺藜 15g、白蒺藜 15g、菊花 10g；腹部肿块胀痛加丹参 15g、红花 10g、川楝子 10g、大腹皮 10g。

【疗效】单用本方治疗 1 例因左腰腹部肿块经手术探查无法切除，取活检病理切片确诊为晚期肾透明细胞癌，服药 5 个月，腹块消失，情况良好，开始半天工作，8 年后恢复全天工作。

【来源】胡熙明 . 中国中医秘方大全 . 上海：文汇出版社，1999：719

八正散加减方

生地 12g 小蓟 15g 滑石 15g 蒲黄 9g 木通 9g 藕节 30g 竹叶 9g 栀子 9g 当归 9g 生甘草 3g 猪苓 9g 金银花 9g 太子参 15g
白术 12g

【用法】每日 1 剂，水煎，分 2 次空腹服。

【功效】清热通淋，解毒消肿。

【适应证】**肾癌（湿热蕴肾证）**。症见：尿急尿痛或淋漓不尽，肉眼血尿或镜下血尿，腹部积块，发热口渴，舌质红，苔薄黄，脉数。

【来源】张代钊，郝迎旭．张代钊治癌经验辑要．北京：中国医药科技出版社，2001：155

❀ 大小蓟饮

鲜大蓟　鲜小蓟　小蓟各30g

【用法】连根带茎叶，清水洗净，放碗中捣烂，取汁，慢火炖开，加糖饮服。干品每次各15g，水煎服。

【功效】清热凉血止血。

【适应证】**各种肾癌尿血明显者。**

【来源】陈锐深．现代中医肿瘤学．北京：人民卫生出版社，2003：642

❀ 生气通淋汤

鲜大蓟　鲜小蓟各30g

【用法】连根带茎叶，清水洗净，放碗中捣烂，取汁，慢火炖开，加糖饮服。干品每次各15g，水煎服。

【功效】清热凉血止血。

【适应证】**各种肾癌尿血明显者。**

【来源】陈锐深．现代中医肿瘤学．北京：人民卫生出版社，2003：643

❀ 化浊消瘤汤

龙葵20～30g　通草5g　泽泻20g　石韦20g　茯苓15g　荔枝核15g　半枝莲30g　萆薢20g　山萸肉10g　枸杞10g　炒薏苡仁15g　黄芪15～20g

【用法】水煎分2次空腹服下，每日1剂。

【功效】利湿化浊，消瘤扶正。

【适应证】**肾癌（湿热蕴肾证）**。症见：浮肿，尿频，乏力，苔薄白，脉细。

【临证加减】苔厚者，加白术15g、藿香5g；苔腻，小便不利者，加土茯苓 20g、菖蒲 10g；热象明显或尿血者，加白茅根 30g、三七粉 6g 或黄柏 5g；肾虚明显者，加旱莲草 15g、女贞子 15g、菟丝子 15g、覆盆子 15g 等；气虚体弱者，加太子参 15g、当归 10g；血虚者，加鹿角霜 10g、当归 10g 等。

【疗效】可防止肾癌复发、减缓病情恶化，扶正提高免疫力。

【来源】史学军. 李辅仁教授治疗泌尿系肿瘤经验浅谈. 中国临床医生杂志，2004，32（12）：38－39

🪷 仙鹤草汤

仙鹤草 60～100g　大蓟 15g　小蓟 15g　藕节炭 15g　侧柏炭 15g　地榆炭 15g　半枝莲 15g　白花蛇舌草 15g　白茅根 15g　车前草 15g　知母 12g　黄柏 12g

【用法】每日 1 剂，水煎温服。

【功效】补益肾气，收敛止血。

【适应证】肾癌（脾肾两虚证）。症见：面色苍白，神志恍惚，呼吸急促，语言低微，恶心呕吐，舌质淡白而胖，有齿痕，腹膨胀如鼓，青筋怒张，全身浮肿，尿少，铁锈色血尿伴血块，大便时稀时干，脉沉细。

【来源】陶文琪. 仙鹤草治疗泌尿系统肿瘤. 中医杂志，2006，47（5）：337

🪷 止血散

煅花蕊石 30g　煅龙牡各 15g　阿胶珠 30g　代赭石 30g　大小蓟各 30g　侧柏叶炭 20g　焦山栀 9g　茜草炭 20g

【用法】共为细末，加入云南白药 18g，调匀，每次 6g，每日 3～4 次，温开水送服。

【功效】补血止血。

【适应证】肾癌合并大出血。

【来源】周宜强. 实用中医肿瘤学. 北京：中医古籍出版社，2006：305

🪷 加减膈下逐瘀汤

当归 15g　赤芍 15g　五灵脂 15g　蒲黄 15g　莪术 15g　败酱草 15g　元胡 15g　川芎 9g　红花 9g　柴胡 9g　牛膝 9g　三棱 9g　郁金

9g　香附 9g　桔梗 9g　甘草 6g　生地 24g　桃仁 12g　大枣 3 枚

【用法】每日 1 剂，水煎分 2 次空腹服下。

【功效】活血化瘀，理气止痛。

【适应证】**肾癌晚期或已发生转移（气滞血瘀型）**。症见：腹痛剧烈，腹胀，腰部酸痛，尿血，大便出血，面色苍黄，舌质暗或有瘀点，脉沉涩。

【来源】马成杰，李忠. 肾癌的中西医结合诊治. 中国临床医生杂志，2007，35（5）：10－12

🪷 石见肾癌方

猪苓 30g　薏苡仁 60g　汉防己 12g　八月札 20g　石上柏 15g　夏枯草 30g　石见穿 30g

【用法】水煎服，每天 2 次，每日 1 剂。

【功效】清热解毒，益肾祛湿。

【适应证】**肾癌（湿热蕴肾证）**。

【来源】谢文纬. 中医成功治疗肿瘤一百例. 北京：中国财政经济出版社，2007：259

🪷 二仙汤

仙茅 15g　淫羊藿 15g　巴戟天 10g　黄柏 10g　知母 6g　当归 10g

【用法】水煎服，每天 2 次，每日 1 剂。

【功效】调理脾肾，温补肾阳。

【适应证】**肾癌（脾肾两虚证）**。症见：尿血，腰痛，腹痛肿块，发热，乏力，消瘦，纳呆，贫血，咳嗽，咳血等。

【临证加减】偏肾阳虚则酌加补肾阳之品，如补骨脂 15g、益智仁 10g、杜仲 10g 等；偏肾阴虚则酌加补肾阴之品，如女贞子 10g、旱莲草 10g、枸杞子 15g 等；兼有脾虚则酌加健脾、补脾之品，如党参 15g、白术 15g、茯苓 12g 等；有痰凝、血瘀、毒结则酌加化痰、活血、清热解毒之品，如瓜蒌 15g、穿山甲 15g、三棱 10g、莪术 10g 等。

【疗效】能预防肾癌术后复发转移，而且能稳定晚期肾癌患者的病情，提高生活质量。

【来源】汪欣文，李宜放．王晞星教授应用二仙汤治疗肾癌的经验．中国民间疗法，2008，（8）：6－7

第二节　外用方

🪷 肾癌止痛散

　　冰片 3g　藤黄 3g　麝香 0.3g　生南星 20g

【用法】外用。共为细末，酒、醋各半调成糊状，涂布于腰区症块处，药干后换掉。

【功效】清热止痛。

【适应证】**肾癌伴见疼痛并发症。**

【来源】周宜强．实用中医肿瘤学．北京：中医古籍出版社，2006：305

🪷 冰香止痛液

　　朱砂 15g　乳香 15g　没药 15g　冰片 30g

【用法】外用。共为细末，装入盛有 500ml 米醋的瓶内，密封 2 天取上清液入小瓶备用，用棉签或毛笔蘸药水涂痛处，稍干后再用几遍，一般用药后 10～15 分钟疼痛消失，可维持 2 小时以上。

【功效】破瘀止痛。

【适应证】**肾癌伴见疼痛并发症。**

【来源】周宜强．实用中医肿瘤学．北京：中医古籍出版社，2006：305